Secretos para una larga vida

YOSHINORI FUJIWARA
ANA CLAUDIA RODRÍGUEZ

© 2019, Redbook Ediciones, s. l., Barcelona

Diseño de cubierta: Regina Richling

Diseño de interior: Primo Tempo

ISBN: 978-84-9917-559-1

Depósito legal: B-9.126-2019

Impreso por Sagrafic, Passatge Carsi 6, 08025 Barcelona

Impreso en España - *Printed in Spain*

Índice

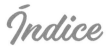

Introducción

Envejecimiento y longevidad

No existe una fórmula mágica o un sistema específico para frenar la vejez, pero en cambio sí que podemos hacer muchas cosas sencillas a lo largo de la vida que nos van a permitir disfrutarla, llenándola de contenido, salud, bienestar... y longevidad.

Son esos «Secretos para una larga vida» que nos ayudarán a disfrutar de mejor salud, más energías y un aspecto más vigoroso y jovial.

Envejecer no solo significa cambiar la apariencia física, en general conlleva pérdida de energía, disminución de la libido, depresión del tono vital, pérdida de masa muscular y ósea, deterioro del sueño y las funciones cerebrales y cognitivas. ¡Hay razones de sobra para que nadie quiera envejecer!

La fuerza del pensamiento juega también un papel esencial, sobre todo cuando es inevitable llegar a pensar que la muerte no anda muy lejos... Sin embargo, podemos hacer muchas cosas, comenzando por encararla y por tener presente la sabiduría que emana fruto de la experiencia de las personas mayores.

En este libro recogemos mucho de lo que hoy se sabe para disfrutar de una vida larga, tranquila y saludable. Viajaremos a las regiones con la población más longeva para descubrir sus costumbres y repasaremos todo lo que podemos hacer, con herramientas como la medicina integrativa, junto a propuestas naturistas y los últimos avances científicos.

Son ya bastantes los expertos que consideran posible, si hay predisposición genética y se sigue un estilo de vida razonablemente saludable, ralentizar el reloj vital, convirtiendo en una pequeña maravilla el tramo final de la existencia, de nuestro paso por este planeta. Aún conociendo el desenlace, con posturas como la de Martin Luther King: «Si supiera que mañana es el fin del mundo, yo hoy plantaría un árbol».

En general, la medicina convencional nos presenta una idea de envejecimiento como la de una caída en bucle que pasa por una serie de enfermedades degenerativas para, finalmente, acabar en la muerte. El sistema sanitario en países como España es bastante envidiable, pero parece muy optimista la denominación de "Centros de salud" para los ambulatorios, rebosantes de personas mayores que tras esperas interminables, deambulan de un especialista a otro, para que cada uno de ellos, y por separado, se encargue de

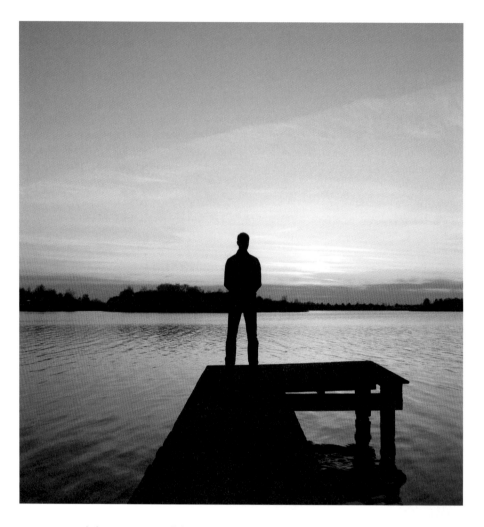

una pieza del engranaje del envejecimiento.

La creciente complejidad de la medicina ha llevado a la mayor parte de clínicos e investigadores de alto nivel a una especialización cada vez más estrecha, de tal forma que solo conocen algunas facetas de un estado patológico, pero no las otras. Esta visión parcial les impide llegar a una concepción global del problema. No ven al paciente, a la persona, como un todo. No aparece una mirada holística, integral. Eso es lo que nos hemos propuesto subsanar con los consejos de este libro, que esperamos podáis ponerlos en práctica para vivir esta edad de oro con plenitud.

Ser longevo en el siglo XXI

¿HACIA LA INMORTALIDAD?

La longevidad es sin duda algo positivo que todos anhelamos... Pero lo cierto es que solo lo es cuando la alcanzamos en buenas condiciones de salud.

En el contexto mundial actual hay un aumento progresivo de la esperanza de vida, y ese es uno de los logros más importantes de nuestra era. A la vez, este fenómeno nos plantea grandes desafíos, sobre todo para occidente y sus sistemas del bienestar que pueden resentirse con este nuevo sistema de pesos y balances. De hecho, la gestión de la población que va más allá de los 90 o 100 años es algo, si no inédito, muy reciente, y requiere de mucha atención para no llegar a desequilibrios sociales indeseados.

Veamos estos cambios más de cerca: En 1950, la esperanza de vida de una niña al nacer era de 65 años, mien-

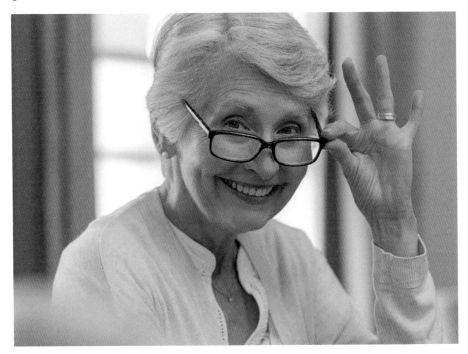

tras que hoy en día esta edad puede llegar a los 100 sin suponer un escenario de ciencia ficción. En España, sin ir más lejos, se registraron en 2018 más de 15.000 casos de personas que llegaron o superaron el siglo de vida. Y los pronósticos de las próximas décadas señalan que la tendencia va a continuar: En 2008, las personas con más de 60 años en el mundo fueron 766 millones. Se espera que esta cifra se duplique para 2050 y triplique para 2100. Este grupo de población, a nivel mundial, crece más rápidamente que los jóvenes.

Por eso, en el futuro es previsible que se altere la proporción entre personas de edad activa y personas mayores de 65 años (sobre todo en los países occidentales). Este panorama puede llegar a ser preocupante, ya que requiere que los sistemas sociales dediquen una parte importante de los recursos que los jóvenes ponen a disposición para garantizar la manutención de los mayores.

Algunos cambios

Los países occidentales han tomado ya algunas medidas: una de ellas ha sido aumentar la edad de jubilación. Islandia y Noruega, por ejemplo, la han establecido en 67 años. Y no son pocos los países que discuten si fijar la edad de retiro en los 70 años. Pero a pesar de esta solución amortiguadora, la longevidad en nuestras sociedades demandará una revolución profunda y radical de todo el mundo laboral.

Al margen del envejecimiento de la población, el ámbito del trabajo ya está cambiando: el uso creciente de la tecnología en todos los sectores de la actividad humana está creando una transformación profunda y acelerada en el papel de los recursos humanos, como ya ocurrió después de la primera revolución industrial. El trabajo realizado por 100 hombres hace un siglo, hoy en día puede llevarlo a cabo uno solo tranquilamente.

Esta contracción extrema del trabajo manual, junto con la prolonga-

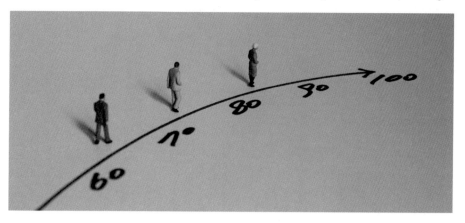

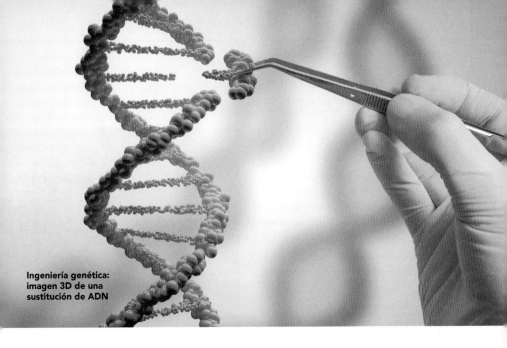

Ingeniería genética: imagen 3D de una sustitución de ADN

ción de la vida activa laboral, podría llevar a una mayor insatisfacción entre las personas. Sin embargo, se vislumbra una reorganización del mundo profesional y personal de tal forma que todos trabajaremos menos. ¿Una jornada laboral de 4 o 5 horas, o menos aún? Las máquinas se encargarán del trabajo productivo y el hombre del trabajo intelectual; así no se excluirían a los mayores de 65 años, quienes, al margen de su edad, podrían continuar produciendo mentalmente si sus condiciones se lo permiten.

Algunos cambios más

Poder reflejar y expresar el propio pensamiento, y ser tenido en cuenta, es el regalo más hermoso que se le puede hacer a la longevidad. El pensamiento no requiere fuerza física, y puede permanecer intacto hasta los 100 años, compitiendo (por qué no) con las mentes más jóvenes: pueden aportar la riqueza de su experiencia acumulada con los años y su creatividad.

Pero en la actualidad no se valora al anciano ni su capacidad de transmitir conocimientos e ideas. Por el contrario, cuanto más mayores somos, menos nos valoramos. Las personas más longevas *estorban*. Según la tendencia demográfica actual, en un futuro cercano el mundo estará repleto de "estorbos" que vivirán infelices, quejándose de su imposibilidad de construir objetivos para su vida presente o su futura. Por eso es precisamente tan necesaria una revolución radical del concepto mismo de longevidad.

Si en el pasado las políticas para las personas mayores nacieron en respuesta a sus necesidades, hoy deberían diseñarse para respetar sus derechos y mejorar sus recursos. El primer derecho de los ancianos es tener deberes, y su primer deber será devolver a la sociedad el conocimiento que han ido acumulando a lo largo de sus vidas.

OPORTUNIDADES DE LA MEDICINA MODERNA

Antes de concebir un orden social específico que incluya a la tercera edad, conviene pensar primero en cómo alcanzar la ancianidad en un buen estado de salud físico y mental. Hoy en día, la mayor amenaza concierne a las enfermedades neurológicas degenerativas, como Alzheimer y Parkinson, aunque el desarrollo de la genética y la epigenética, unidos a la divulgación generalizada de prácticas preventivas son esperanzadores. La medicina y salud natural, unida a los descubrimientos científicos más recientes han transformado radicalmente la perspectiva con la que se observa el envejecimiento y la longevidad.

Hoy sabemos que la duración de la existencia está determinada genéticamente. Pero se sabe también que los estilos de vida que adoptamos pueden interactuar con nuestros genes para modificar su acción, y que varios medicamentos son capaces de intervenir en la función del envejecimiento de los genes.

¿Es correcto entonces alargar la duración de la vida "artificialmente"?

Sí, si a la vez logramos mejorar la calidad de la vida. No se puede hablar de la longevidad sin partir de un cambio de perspectiva por parte de la medicina moderna: en vez de estar a la "defensiva" (curar o defender a los enfermos) debe volverse "preventiva", para evitar que las personas enfermen. La meta no es conseguir más longevidad porque sí, sino lograr una longevidad saludable.

Para conseguirlo, la prevención debe empezar desde el útero de la madre, para luego proseguir en la escuela, que será el lugar donde aprender a comer adecuadamente, a mantenernos alejados del alcohol y las drogas, y a practicar actividad física.

"¿Añadir años a la vida, o añadir vida a los años?"

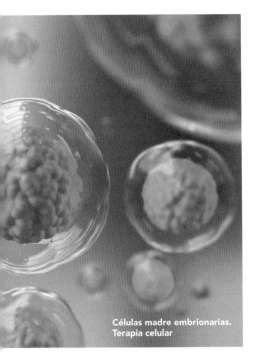

Células madre embrionarias. Terapia celular

procesos inflamatorios. La diabetes, las enfermedades cardiovasculares y neurodegenerativas, y sobre todo el cáncer, perjudican la salud de nuestros ancianos. Los procesos inflamatorios modifican el genoma y causan mutaciones en los genes que lo componen, pero actúan en combinación con la acción de los estilos de vida que adoptamos y el entorno en el que vivimos.

De esta manera comprobamos que podemos intervenir fácilmente al menos en uno de los componentes que modulan el envejecimiento: el modo en el que vivimos. Comer menos, reducir la proteína animal y mantener el movimiento físico son opciones bien sencillas de implementar. Si añadimos a las actividades de movimiento el entrenamiento cerebral y una buena socialización, la calidad de vida aumentará significativamente.

¿Y los genes? ¿En qué medida afectan la longevidad y en qué medida lo hacen el estilo de vida y el entorno en el que vivimos? Puede decirse que afectan en el mismo grado, ya que sabemos que la longevidad es el resultado de la interacción entre factores genéticos y factores "ambientales", es decir, externos a la célula. Esto significa que incluso si el ADN determina genéticamente la duración de la vida, modificando el entorno fuera de la célula, a través de los estilos de vida, es posible influir en su acción hacia nuestro cuerpo.

Es urgente lograr que arraiguen estos planes de prevención, porque el aumento de la obesidad, de comodidades que reducen el movimiento físico y del hábito de fumar y las enfermedades que conlleva, requieren ya de cambios culturales que necesitan años. Con todo, este argumento no exime a las personas mayores de su responsabilidad individual a la hora de implementar buenos hábitos para mantener su salud.

La responsabilidad de los buenos hábitos

La investigación científica ha determinado que las enfermedades crónicas típicas de la tercera edad se deben a

¿POR QUÉ CUIDAR EL INTELECTO, ADEMÁS DEL CUERPO?

Aunque los conocidos factores pro longevidad que hemos visto atañen sobre todo al cuerpo, las últimas investigaciones demuestran que la mente y los estados de ánimo también ejercen una contribución decisiva para alargar el estado saludable: se han descubierto células madre en el cerebro que son capaces de regenerar las neuronas perdidas, haciendo que el cerebro sea un órgano plástico y potencialmente renovable durante toda la vida.

Esto significa que anatómicamente no habría deterioro cerebral, excepto en presencia de enfermedades específicas. Por el contrario, aumentarían las sinapsis, que son las estructuras que permiten las conexiones entre las neuronas. Por eso con el paso de los años se podría perder la memoria, pero la capacidad lógica y creativa permanecerá intacta y con posibilidad de seguir desarrollándose.

Muchos han comprendido el enorme impacto social de este nuevo conocimiento, a nivel legal, laboral y educativo, pero no todos lo vinculan al debate actual sobre la longevidad. De hecho, en nuestra cultura, el envejecimiento es un proceso físico que afecta casi exclusivamente al cuerpo.

La pregunta es: ¿Por qué no nos comprometemos a mantener nuestra mente **en acción**, tal como hacemos con el cuerpo? Mantener en funcionamiento nuestras facultades intelectuales influye también en la eficiencia de nuestro cuerpo. Para ello, la propuesta es que alimentemos nuestra cabeza con conocimiento: leer, escribir, debatir, mantener viva la curiosidad y, sobre todo, ser conscientes de que la

Okinawa, paraíso de la longevidad (Japón)

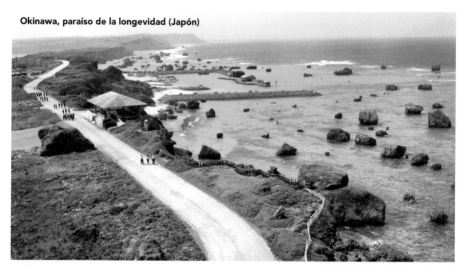

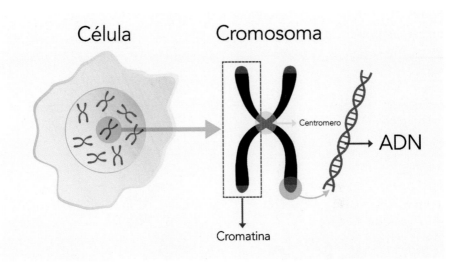

Célula   Cromosoma

Centromero

ADN

Cromatina

producción intelectual no es un ejercicio narcisista estéril, sino que puede convertirse en un patrimonio compartido por las nuevas generaciones.

En la práctica. Okinawa. Además, prácticas como el yoga y la meditación, unidos a una alimentación, respiración y relajación adecuadas, favorecen el interés vital y, en conjunto, dan sentido a la aventura humana,

Hay modelos en el mundo a seguir. El más significativo es el de Okinawa, un archipiélago en Japón que posee el récord de longevidad. La fórmula parece estar conformada de dos elementos clave: los alimentos y las medicinas. La población de Okinawa consume frutas, verduras, soja y sus derivados, pescado y algas kombu, e ingiere entre un 30% y un 40% menos de calorías que los ancianos de áreas geográficas occidentales. Otro de los

factores que parecen tener un gran impacto en el prolongamiento de sus vidas es el sentido de pertenencia, junto con la conciencia de jugar un papel importante para la familia y la comunidad.

MORIR (BIOLÓGICAMENTE) O PERMANECER

Si hablamos de la vejez humana es inevitable abordar el enigma filosófico de qué sentido tiene la vida... y la muerte. Cada persona elabora su respuesta según su propia experiencia y según los factores que han jugado un papel determinante en sus vidas, hayan sido estas variables elegidas o no.

Por ejemplo, no podemos elegir nuestros genes, nuestra familia o nuestro lugar y edad de nacimiento. Estamos influenciados por la genética, también por el entorno social, la cultura y la historia de nuestro país.

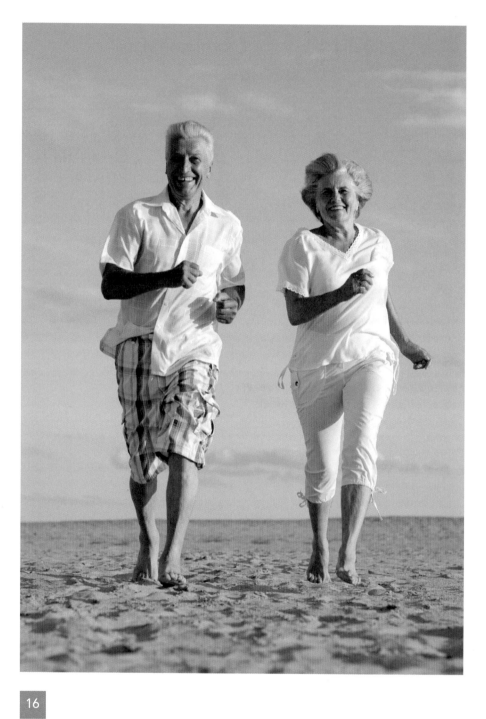

En todo caso, en nuestro ADN está grabado el instinto de supervivencia, que nos mantiene firmemente anclados a la existencia a través de 3 imperativos categóricos: sobrevivir, reproducirse, morir. Todos dirigidos igualmente al gran objetivo de la conservación de la especie.

Es cierto que para cada persona es difícil aceptar que el gigantesco bagaje de experiencias, acumulado durante toda la vida, se pierda por completo en el momento de la muerte. Sin embargo, desde el punto de vista biológico sabemos que nuestro ADN continúa viviendo porque se transmite, a través de los hijos, a los nietos, los bisnietos y, por lo tanto, a las generaciones sucesivas.

El hecho de que cada uno de nuestros hijos tenga una mitad de nuestro genoma nos asegura que el nuevo individuo es, al menos a medias, idéntico a nosotros. Si él mismo tiene hijos, una cuarta parte de nuestro ADN estará presente en ellos y así sucesivamente de generación en generación, mientras existan los seres humanos.

Muerte y vida. Así que nuestro físico es mortal, pero nuestro ADN es inmortal y esto es la eternidad desde el punto de vista genético. En esta visión, la muerte tiene una función biológica: porque el ciclo de la vida hace su renovación continua y es necesario para dejar espacio a los recién llegados.

La ciencia, por tanto, nos dice que morir es biológicamente necesario. Es parte del programa de cada célula, que se duplica y luego muere por apoptosis, es decir, un suicidio planificado, y sigue el principio de renovación eterna, para dejar *la comida* a las nuevas generaciones, cada vez más fuertes y con más aptitudes para la conservación y la mejora de la especie.

Es difícil considerar la muerte como un activo, pero no es difícil considerar el diseño biológico que lo determina como un bien. Después de todo, solo unas pocas décadas atrás en las comunidades campesinas, por lo general profundamente religiosas, se consideraba que la muerte era un evento natural (especialmente si era un anciano), y se vivía como un momento de unión familiar al que asistían todos, incluso los niños, casi como un ritual.

La sociedad moderna, por otro lado, rechaza la muerte. El progreso de la medicina ha tenido una gran influencia en esta actitud: primero

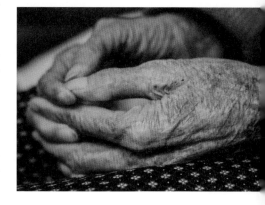

redujimos la mortalidad infantil y hoy tratamos enfermedades que eran letales hasta hace 50 años, como el cáncer. Estos avances, combinados con la mejora de las condiciones de bienestar, han hecho posible el incremento del número de personas que llegan con buena salud hasta una época muy tardía de sus vidas.

Hasta hace unas décadas, la única diferencia posible, en caso de fallecimiento, era entre la muerte natural y la muerte violenta. El primero solía ser el epílogo de una enfermedad, mientras que el segundo era causado por un accidente, trauma o crimen. No había reanimación posible.

Vida artificial. Ahora, la detención del corazón, por ejemplo, ha dejado de significar una muerte segura, ya que se puede desfibrilar, es decir, reiniciarse mecánicamente y también se pue-de trasplantar. Parecerá absurdo, pero cuando un paciente ingresa a un buen servicio de reanimación, "morir" se vuelve difícil. Al cabo de días, meses e incluso años, podemos enfrentarnos a una "muerte tecnificada" y nos disociamos de los mecanismos naturales que la habrían provocado.

Ahora nadie diría que esto es negativo: todos aprecian el hecho de que las terapias de reanimación pueden salvar vidas que de otra manera se perderían (los jóvenes, por ejemplo, que son víctimas más frecuentes de accidentes). Sin embargo, la tecnología de reanimación nos coloca ante dilemas inéditos: la vida se prolonga de manera artificial, sin que haya ninguna esperanza de volver a una existencia consciente. En este punto surge la duda, de difícil resolución: ¿Qué hacer ante la invasión de la medicina en nuestra muerte?

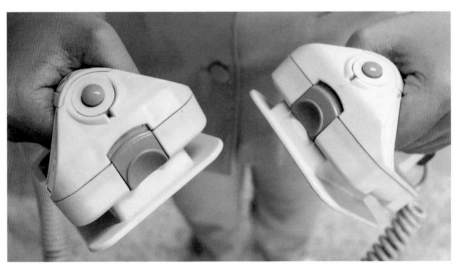

Los límites del ser humano

TRES PILARES QUE SUSTENTAN EL CRECIMIENTO GLOBAL

La prolongación de la vida útil del ser humano depende de múltiples factores que incluyen, entre otras cosas, mejores estándares de higiene, una dieta más saludable, e intervenciones médicas y farmacológicas más efectivas.

En la actualidad, la duración promedio de la vida está aumentando en todas las latitudes, tanto en los países industrializados como en los países en desarrollo.

Esta importante longevidad ha provocado un aumento sustancial en la población anciana, al mismo tiempo que ha descendido la tasa de natalidad. La humanidad ya no tiene el terror de la extinción como en sus orígenes.

Por otro lado, ¿cuáles son las diferencias entre los individuos más longevos y los que no alcanzan una edad avanzada? La variación entre ambos grupos depende de principalmente de sus condiciones de salud, de su situación socioeconómica y ambiental, y no tanto de su diversidad genética.

Un desarrollo adecuado a lo largo de la infancia es el principal indicador de buena salud, mientras que las anomalías de crecimiento durante el período fetal y neonatal se han asociado, en la adolescencia o en la edad adulta, con trastornos del desarrollo neuro-cognitivo, con el aumento del riesgo de enfermedades metabólicas como la diabetes, la hipertensión y la obesidad.

Los tres pilares. En los últimos años, el resultado de la mejora global de estos tres factores (**condiciones de salud, situación socioeconómica** y **ambiental**) ha tenido un desenlace incontestable: en la actualidad las personas viven más tiempo que en el pasado. Para representar la composición de la población a principios del siglo XX, servía la figura de una pirámide, con una gran base formada por los más jóvenes y una parte superior conformada por las personas mayores. Ahora, en cambio, la pirámide se está convirtiendo en un paralelepípedo, ya que no hay una gran diferencia entre el número de jóvenes y el de ancianos.

En otras palabras, asistimos a un aumento constante del índice de vejez, gracias al progreso de la medicina, y a una brusca reducción de nacimientos. Una persona con edades entre 65 y 75 años ya no puede definirse como "anciano", porque su máximo potencial apunta hacia una edad de 100 años.

LONGEVIDAD. MITOS Y REALIDADES

No conviene confundir el hecho de vivir cien años con la posibilidad de ser inmortal, un tema que durante siglos ha ocupado a religiones, filósofos y científicos. Es interesante observar cómo, ya en los albores de la historia de la humanidad, la longevidad y el anti envejecimiento han estado presentes a través de mitos y leyendas en todo el mundo. Existe cierta fantasía, más o menos relacionada con una "Edad de Oro", según la tradición hindú, o con lugares concretos que parecían tener la cualidad de otorgar la eterna juventud.

Del Grial a la Fuente de la Juventud

Tenemos por ejemplo el Jardín del Edén: en las historias del Génesis, Adán y Eva disfrutarían allí de la vida eterna hasta que una serie de acciones desembocaron en la aparición de la enfermedad y en la finitud del cuerpo. En otro juego de metáforas simbólicas, se dice que Caín (el Tiempo) mató a Abel (el Espacio)… Otro relato tradicional está vinculado la búsqueda del Grial. Formalmente se dice que el Grial es el cáliz del que Jesús y sus discípulos bebieron en la última cena bíblica y en el relato tradicional se asegura que cualquier persona que bebiera de él tendría una vida larga y fecunda; esta creencia llevó, entre otros motivos, a organizar expediciones en su búsqueda.

En el caso de la Fuente de la Juventud, se trataba de un manantial que el explorador español Ponce de León fue a buscar en Florida, en 1513, y del que se decía que todo el que bebiera de aquella fuente recuperaría su juventud.

Dos personajes también muestran esta inclinación hacia la búsqueda de la longevidad: son Matusalén (que, según Libro del Génesis, vivió 969 años) y Gilgamesh, el antiguo rey de Babilonia quien supuestamente salió un buen día de su reino en busca de la vida eterna (en su indagación no cumpliría con la orden celeste de mantenerse despierto durante 7 días y 7 noches, lo que le arrebataría el secreto de la inmortalidad).

Se acercan más a la realidad algunos parajes concretos que, aún hoy en día, se asocian a una mayor longevidad, causada por las costumbres saludables de sus habitantes.

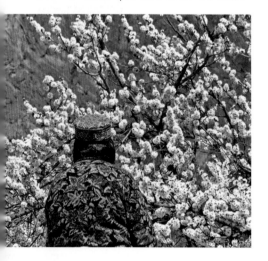

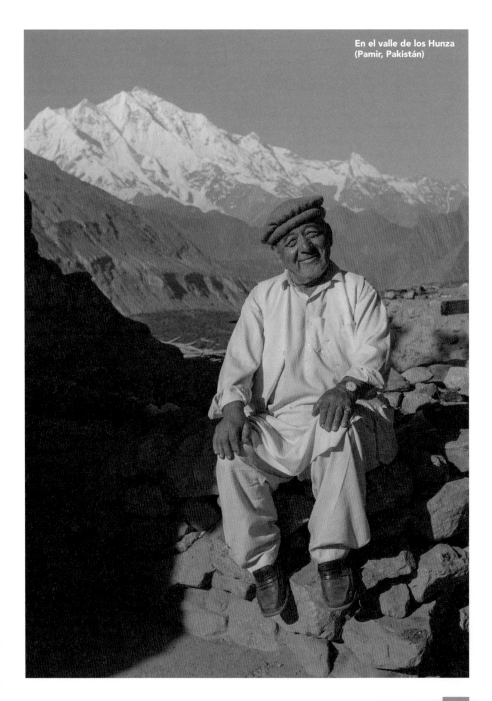

En el valle de los Hunza
(Pamir, Pakistán)

En el Pamir, en Vilcabamba y en Abjasia

Es el caso del valle de los Hunza, a los pies del Pamir, en el Pakistán, donde muchas personas han llegado hasta los 90 años en un increíble estado de salud (en el pasado llegaron a superar los 120 años). Entre otras circunstancias, no hay cobertura de teléfono móvil y sus pobladores se alimentan mediante una dieta basada en frutas, verduras y cereales.

También en el sur de Ecuador, en el valle de Vilcabamba, se llega fácilmente a los 100 años con buena salud. Se trata de un valle sumamente inaccesible, en donde se atribuye su longevidad al agua mineral natural de la región.

Los abjazos, por su parte, (Abjasia es un pueblo en las montañas del Cáucaso, en el sur de Rusia) gozan de una vida extremadamente larga y saludable, excepto, naturalmente, en períodos de conflicto armado. En las décadas de 1960 y 1970 se solicitó confirmación oficial para bastantes personas cuyas vidas se cifraban entre 110 y 150 años, con matrimonios y reivindicaciones de paternidad que llegaban a los 136 años. Entonces, en momentos de máxima obsesión por los récords apareció un hombre, Shirali Muslimov, reclamando sus 168 años de antigüedad. Los soviéticos le honraron con un sello de correos.

El ser humano del futuro

Estos casos —algunos, dudosos—, ¿dan esperanza a la idea de inmortalidad humana? En los últimos años, lo que es seguro es la tecnología, la personalización de la ciencia médica y un conocimiento mejor de los alimentos y la nutrición están facilitándonos unas herramientas que pueden ser decisivas para prolongar la vida.

En el futuro inmediato, el destino humano se dibuja muy unido a los

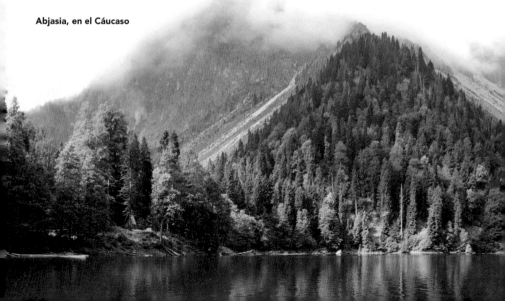

Abjasia, en el Cáucaso

últimos avances científicos. Como muestra el británico Aubrey de Grey (licenciado en ciencias de la computación, doctor en biología por Cambridge y cofundador y director de ciencia de SENS, una fundación que investiga terapias médicas regenerativas), "hay un 50% de posibilidades de que en el año 2040 se haya acabado con el envejecimiento". Los tejidos dañados del cuerpo serán reparados a través de las nuevas tecnologías diseñadas para ese fin.

Su tesis se basa en que el cuerpo está diseñado para vivir con una cierta cantidad de deterioro pero que, a partir de un determinado nivel, ya empiezan a aparecer las enfermedades. "Debemos reparar estos tejidos y no es necesario que los reparemos perfectamente, sino razonablemente bien para vivir más tiempo. Más o menos como se hace con el mantenimiento de un coche o de un avión", explica De Grey.

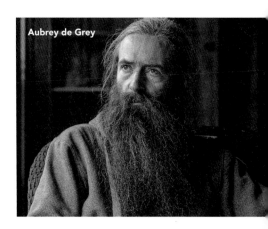

Aubrey de Grey

LA AUTOREGENERACIÓN, UNA AYUDA IMPORTANTE

La asistencia para lograr ser más longevos no viene dada únicamente por la tecnología. A la luz de estudios recientes se ha podido identificar que, en cada recién nacido, existe un valioso caudal de 20.000 células madre listas para diferenciarse cuando hay un órgano o tejido del cuerpo por reparar. Hay 20.000 células madre y no más, y una longevidad saludable de-

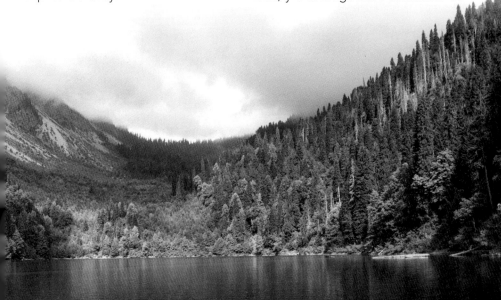

pende de su uso racional a lo largo de los años.

Los científicos también han identificado 4 genes que, si se "activan", hacen que las células adultas se convierta en "niñas pequeñas", es decir, células madre embrionarias. En este punto, se abren varios escenarios: entre los más interesantes, el que está el relacionado con la búsqueda del mecanismo de activación natural y luego con los supuestos relativos para llegar a una auto-regeneración casi continua de las células.

¿Es posible este rejuvenecimiento automático, en la actualidad? Existe, aunque los resultados deben mejorarse todavía. Las previsiones sitúan el año 2050 como una fecha posible para la realización de una parte importante de este proyecto. Una de las

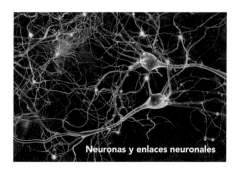
Neuronas y enlaces neuronales

claves fue el descifrado completo del genoma humano en el año 2003, con la participación del Reino Unido, Alemania, Francia, China, Japón y EE.UU. Tras la secuenciación de los 3.000 millones de bases que lo componen el genoma, los científicos han ido encontrando uno tras otro los genes responsables del envejecimiento. Queda todavía mucho trabajo por delante, de todas formas.

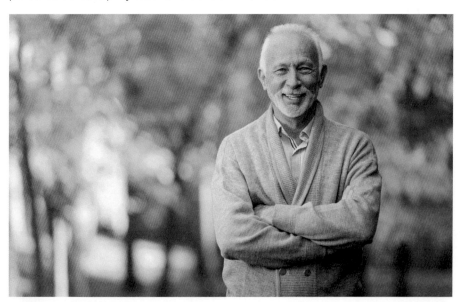

Vivir 100 años ¡y disfrutarlos!

Tarde o temprano todos los órganos estarán dañados de algún modo y el cerebro, un órgano extremadamente complejo que representa la parte más noble del linaje humano, no es una excepción: cambia sus características conforme pasan los años.

Su volumen, por ejemplo, disminuye en un 30%, una reducción importante que afecta sobre todo al hipocampo y la corteza prefrontal, es decir, a aquellas partes directamente conectadas con la memoria y las funciones cognitivas. Con tamaña transformación se dan también grandes cambios estructurales y bioquímicos. ¡No podemos pasar por alto este hecho!. De hecho, el cerebro se va considerado cada vez más como un cofre que contiene el secreto del elixir de larga vida. Si hubiera una fuente de juventud, ¿con toda probabilidad estaría oculta dentro de nuestro cráneo? Los 100 millones de neuronas en nuestro aparato digestivo (no tantas, si las comparamos con los 85.000 millones de neuronas que tenemos en el cerebro) también tienen algo que decir...

Además, el envejecimiento cerebral no solo se refiere a la pérdida de neuronas (se calcula que hay alrededor de 100.000 millones), sino también a una disminución de los contactos entre ellas (cada neurona tiene aproximadamente 1.000 contactos que las comunica con otras).

El fallo de las conexiones inter neuronales provoca un desequilibrio en los numerosos mediadores químicos del cerebro. Si estos desequilibrios llegan a ciertos niveles, el envejecimiento puede volverse patológico y trastornar la vida de una persona hasta volverla demente.

Pero hay buenas noticias. El envejecimiento cerebral se puede contrarrestar conservando la juventud de los órganos. Además, aunque el número de demencias se ha incrementado en los últimos años, la investigación trabaja de forma exhaustiva para desarrollar medicamentos que la prevengan o que retrasen su aparición.

HÁBITOS SALUDABLES Y LARGA VIDA

Mientras la ciencia alcanza las soluciones farmacológicas para erradicar la demencia, una buena manera de evitar su manifestación es la prevención, sobre todo en aquellos pacientes que, por razones genéticas u otros factores, tengan más posibilidades de desarrollar la enfermedad. Gracias a estudios epidemiológicos, se cono-

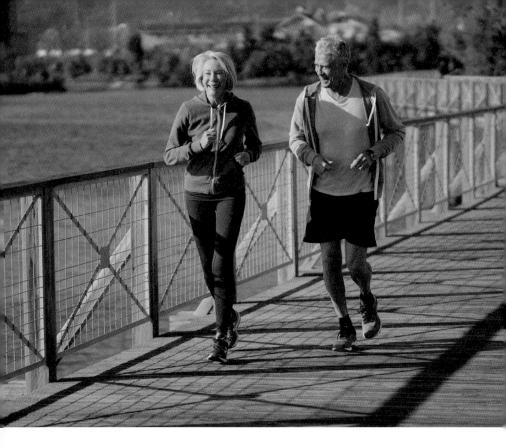

cen los factores que pueden evitar un deterioro cerebral.

Los principales consejos relacionados con el estilo de vida son sobre todo tres:

1. **Mantener la mente activa:** a menudo, con el paso de los años, tendemos a volvernos perezosos en la lectura y en el mantenimiento de nuestras capacidades cognitivas al máximo. Y un entrenamiento deficiente es un verdadero peligro.

2. **Evitar el aislamiento:** buscar relaciones sociales, mantener amistades, ser generoso al dedicar parte de propio tiempo en actividades voluntarias saludables. Todas estas iniciativas son factores positivos para mantener el cerebro activo y protegerlo del riesgo de demencia.

3. **Realizar ejercicio físico:** aunque siempre es indicado para una buena salud, en este caso es fundamental, ya que beneficia la circulación sanguínea y, así, la vascularización del cerebro, que desempeña un papel esencial en los procesos que conducen a la degeneración neuronal.

EL EJERCICIO MENTAL Y EL ALIMENTO CEREBRAL

Existe, como decimos, la posibilidad de que nuestro cerebro no envejezca gracias al descubrimiento de células madre capaces de regenerar las neuronas perdidas. Esto provoca que el cerebro plástico sea potencialmente renovable para toda la vida, y sugiere que, anatómicamente, no se dé un deterioro cerebral, siempre que no

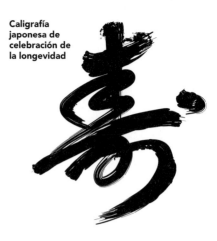

Caligrafía japonesa de celebración de la longevidad

se produzca ninguna enfermedad específica.

También se ha observado que, con el tiempo, aumenta el número de sinapsis, es decir, las estructuras que permiten la formación de conexiones entre neuronas: esto explica por qué, con el paso de los años, se puede perder la memoria, mientras que las habilidades de lógica y de creatividad permanecen intactas y continúan desarrollándose.

El impacto de este nuevo conocimiento sobre las células madre es inmenso y muchos han comprendido su potencial a nivel social, jurídico, laboral y educativo, pero no todos lo han relacionado con el debate sobre la longevidad en el mundo.

En nuestra cultura el envejecimiento es de hecho un proceso físico que afecta casi exclusivamente al cuerpo. Nos esforzamos por mantenernos en forma durante horas y horas en el gimnasio, pero rara vez nos comprometemos a mantener la mente en funcionamiento.

Si miramos atrás, la historia nos anima a no perder la confianza en nuestras capacidades intelectuales a pesar del paso de los años. En el pasado fueron muchos artistas y pensadores lo que dieron lo mejor de sí a una edad avanzada: por ejemplo Carl G. Jung publicó a los 59 años *Los Archipiélagos del Inconsciente Colectivo* (y, a pesar de una grave crisis cardíaca a sus 68 años, desarrolló entre los 70 y los 80 años una obra prolífica); Akira Kurosawa en su sexta década dirigió películas tan brillantes como *Dersu Uzala* (1975), *Kagemusha* (1980), Ran (1986) o *Sueños* (1990); o Vicente Aleixandre, que iluminó la literatura con su poesía tardía.

El alimento cerebral

Los mayores secretos de la longevidad están, por lo tanto, ocultos en la mente, como veremos con el comentado ejemplo de Okinawa, una de las zonas más longevas del mundo. Los estudios en la isla japonesa pusieron en evidencia el vínculo entre la dieta y el cerebro, entre la calidad de los alimentos y la juventud cerebral, entre las calorías ingeridas y la brillantez celular. Y, en resumen, también en cómo la mente (¡no solo el cuerpo!) es clave para preservar la juventud.

La longevidad en buena salud es un programa que debería iniciarse en el momento en el que el ser humano está en el útero (incluso antes del nacimiento) a través de lo que la madre come en ese delicado período. Los genes dirigidos a la duración del proyecto en curso se activan de acuerdo con el entorno en el que se produce el desarrollo y el crecimiento del individuo, que consiste principalmente en la calidad y cantidad de nutrientes que llegan a las células a través de los alimentos.

NEURONAS Y HORMONAS

Entre los dos hemisferios cerebrales existe un verdadero centro de control neuro hormonal que dirige todo el organismo. Se encarga de supervisar varias áreas, desde las reacciones emocionales positivas, o la ira y el miedo, hasta las respuestas más veloces en caso de peligro, o las reacciones al estrés, de alta o baja intensidad.

Este centro neuro hormonal es el **hipotálamo**, al que, cada vez más, se le relaciona con el envejecimiento del cerebro. Ubicado en la base del cráneo, en sus áreas dorsomedial y lateral residen las zonas más importantes para el control de la senescencia: son capaces de indicar al cuerpo cuándo comenzar a envejecer o cuándo usar las energías celulares para regenerarse o para reparar, o si es el momento adecuado para empezar a reducir el consumo de energía.

El enzima Sirt1 y las calorías

En el proceso de regulación celular debemos mencionar la enzima Sirt1, que participa en la respuesta al estrés y juega un papel fundamental en la determinación de la longevidad.

La hipótesis de que Sirt1 es un agente imprescindible en nuestro cuerpo para la prolongación de la vida no es nueva, aunque sigue siendo desconocido el mecanismo que permite retrasar el envejecimiento cuando el cerebro produce Sirt1 sobradamente. Cuando esto ocurre, el resultado observado es que, en muchos casos, el tejido muscular se rejuvenece, además de producirse una mejora en la cantidad y calidad del sueño. Estos efectos son provocados por el aumento de la actividad de los dos núcleos del hipotálamo, los cuales, gracias a la acción del Sirt1, envían neurocircuitos.

También se ha descubierto que este enzima aumenta el poder cerebral cuando hay una restricción calórica, además de mejorar la eficiencia de la memoria, por lo que abre nuevas perspectivas en la prevención y el tratamiento de diversas enfermedades neurológicas degenerativas, como, por ejemplo, el Alzheimer.

Existe un vínculo estrecho entre los regímenes alimentarios hipocalóricos, considerados capaces de aumentar la actividad neural en los dos núcleos del hipotálamo y de empezar una serie de procesos naturales que retrasan la aparición del envejecimiento.

Se ha previsto que en un futuro cercano tal vez un microchip instalado en el cuerpo se encargue de activar o desactivar los mecanismos de prevención de los años transcurridos, de inicio regenerativo o reparador. Este microchip podría controlarse desde el exterior.

Otra función fundamental realizada por el hipotálamo (además controlar el sueño, el estado de vigilia y los centros del hambre, saciedad y sed, la regulación de las emociones y del comportamiento sexual) es la producción de una molécula que funciona como un interruptor y que modularía lo que podría llamarse la fecha de vencimiento de la vida.

DHEA, LA HORMONA DE LA JUVENTUD

En los últimos años se ha demostrado que la toma de DHEA en forma de complemento tiene unos efectos antienvejecimiento sorprendentes.

Las cuatro letras de DHEA corresponden a la dehidroepiandrosterona, una hormona esteroide que producen de forma natural las glándulas suprarrenales a partir del colesterol, aunque hoy día es posible reproducir en el laboratorio la estructura exacta de sus moléculas. Es además un precursor para la síntesis de otras hormonas, incluyendo la testosterona y el estrógeno.

La máxima secreción de DHEA se produce alrededor de los 21 años, y va disminuyendo naturalmente con la edad. Así, a los 50, esta tasa es la mitad de lo que era a los 20 años, y la caída en su producción es del 90% a los 75 años. Por tanto, el momento idóneo para tomarla es a partir de los 40 o los 50 años.

Para detectar la carencia de DHEA solo basta con mirar el rostro, la expresión facial, de la persona: es fácil intuir que va faltando esta hormona, pues se manifiesta en forma de una li-

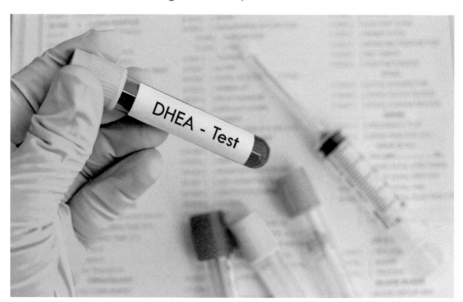

gera hinchazón de la cara, pesadez en los párpados, el cabello se ha vuelto seco y quebradizo... En las mujeres, estas manifestaciones a menudo se acompañan de celulitis en los muslos o en el vientre, estado de ánimo triste, falta de libido y deseo sexual, así como fatiga continua y sin explicación. Además, el estrés, las dietas, el abuso de dulces o de alcohol, el tabaco y todo lo que induce a un estrés oxidativo desencadena el proceso del envejecimiento prematuro.

En forma de suplemento

El hecho de que la DHEA disminuya con la edad es algo natural, pero tiene solución. Las manifestaciones físicas del déficit de DHEA hacen que indudablemente se tenga un aspecto más avejentado, que puede evitarse con un suplemento de esta hormona a partir de los 40. También se benefician de ella las personas mayores y las que sienten cansadas, así como quienes tienen un sistema inmunológico debilitado.

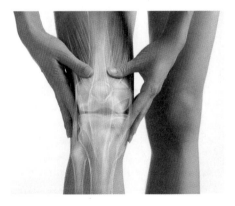

¿Pero cómo se obtiene la hormona que se toma como suplementación? La DHEA es una sustancia producida por nuestras propias glándulas, es decir, no es un medicamento. En los laboratorios se reproduce la estructura exacta de sus moléculas. El mejor proceso para hacerlo es el conocido como "semisíntesis". Consiste en extraer diosgenina de una fuente vegetal (como la *Dioscorea villosa*, o ñame silvestre). La diosgenina es una molécula de la familia de las sapogeninas esteroides. Esta molécula también puede extraerse de otras fuentes vegetales, pero el ñame es el que contiene más cantidad y de mejor calidad. La diosgenina viene a ser la materia prima de la DHEA.

Efectos favorables

Entre los beneficios de DHEA hay que destacar, sobre todo, su efecto antienvejecimiento: DHEA actúa a varios niveles y ayuda a neutralizar algunos problemas vinculados al envejecimiento: mayor definición del ángulo de la cara y de los párpados, cabello en mejor estado, reduce las manchas de la piel causadas por la exposición al sol, aumenta la producción de lípidos por parte de la piel (lo que se traduce en una mejor hidratación y menos arrugas), se fortalecen las células de queratina (lo que hace que la piel resulte más densa, menos frágil), aumenta la producción de colágeno (característico de las pieles más jóvenes) y melanina, etc.

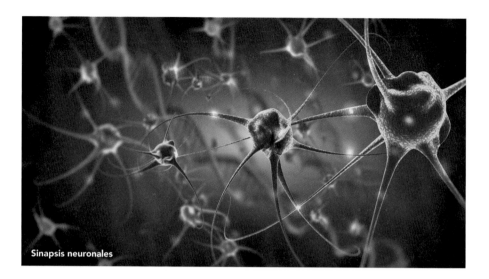

Sinapsis neuronales

También actúa sobre los huesos y las articulaciones, en varios frentes sobre todo ligados también al envejecimiento, estimulando el proceso de reparación y el desarrollo de las articulaciones, los tendones y los músculos y ayudando a prevenir y combatir la osteoporosis mediante el aumento de la densidad mineral ósea (especialmente en el caso osteoporosis mediante el aumento de la densidad mineral ósea y sobre todo en el caso de las mujeres a partir de la menopausia).

La DHEA también beneficia al sistema inmunológico y tiene una potente acción cognitiva, al estimular el funcionamiento neurológico. Además ayuda a reducir la grasa corporal y fortalecer los músculos, mejorando la relación masa grasa / masa magra, y también parece que ayuda a mejorar la vida sexual.

LA OTRA MEDICINA: ALIMENTACIÓN Y SALUD

El papel fundamental de los alimentos se conoce desde hace siglos, pero la confirmación científica de lo que siempre se ha sospechado se ha puesto en evidencia ya entrado el siglo XXI.

Un ejemplo de ello son las revelaciones obtenidas de la longeva isla japonesa de Okinawa, donde queda patente cómo la comida puede actuar como medicina. Esta población, principalmente vegetariana, consume frutas, verduras, soja y sus derivados, pescado y algas kombu (o kelp), y alrededor de un 30-40% menos de calorías que las áreas geográficas occidentales.

Este hallazgo confirma los últimos datos recopilados sobre la restricción calórica: una reducción moderada en la cantidad de comida puede hacer disminuir significativamente el riesgo cardio-metabólico y de cáncer, así como reducir la posibilidad de contraer diabetes tipo 2. Es decir: los que optan por una dieta vegetariana y, además, comen menos, vivirán en buena salud más tiempo que los que se alimentan en mayor cantidad e incluyen la carne en sus platos.

Ikigai. Sin embargo, tal y como muestra el libro *"Ikigai: los secretos de Japón para una vida larga y feliz"*, de Francesc Miralles y Héctor García, el verdadero secreto de Okinawa y su longevidad es el sentido de pertenencia de sus gentes y la conciencia de jugar un papel importante en la familia y en la comunidad. El "ikigai", entendido como "la razón de vivir", implica mantenerse activo, y tener un motivo por el que levantarse de la cama con ánimo y optimismo.

LOS LÁCTEOS ¿SON BENEFICIOSOS?

Con la atención puesta aún en la nutrición, es interesante fijarnos en el papel de los lácteos en la dieta, hoy tan extraordinariamente controvertidos. Existe ahora mismo una gran polémica en todo el mundo sobre el papel de la leche y sus derivados en la salud humana. Más que exagerar los argumentos a favor o en contra (a continuación veremos una serie de argumentos a favor) proponemos a los lectores que experimenten en su propio organismo una semana o dos sin lácteos y observen los efectos.

Si se encuentran mejor, más vitalistas y ligeros, adelante sin lácteos. Si por el contrario al probar notan que el organismo "pide" lácteos y no notan problemas digestivos o metabólicos posteriores, adelante también. Vale la pena recordar el actual auge de las

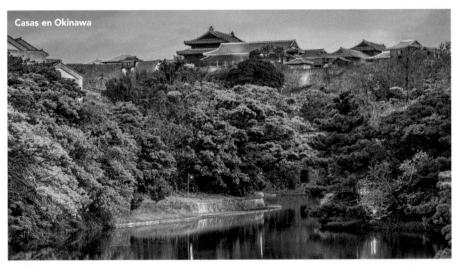
Casas en Okinawa

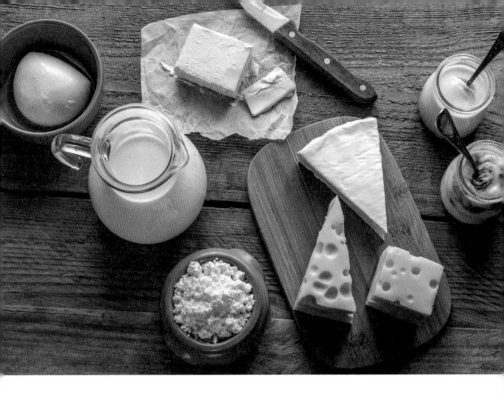

bebidas y alimentos fermentados probióticos como alternativa a los lácteos en una alimentación racional.

Estos son algunas de las conclusiones más destacadas sobre los efectos de los lácteos que se consideran favorables:

A. Estabilizan la presión arterial

La ingesta diaria de probióticos, de los cuales el yogur y la leche fermentada son una destacada fuente natural, ayuda a estabilizar la presión arterial, manteniéndola en los valores correctos y evitando cambios peligrosos. Este efecto se debe a la combinación de las numerosas implicaciones positivas de los probióticos en el organismo humano, como la capacidad de actuar positivamente en el nivel de colesterol total y el colesterol "malo".

También ayudan a reducir la glucosa en la sangre (glicemia) y, por lo tanto, la insulino-resistencia, además de contribuir a la normalización del sistema hormonal, que regula la presión arterial y el equilibrio de los fluidos orgánicos.

B. Son fuente de nutrición

La leche y los derivados lácteos han desempeñado hasta ahora un papel notable en la nutrición humana en la India y la mayoría de países de la cultura occidental. Representan una fuente económica, tanto en términos de costo como de practicidad, de algunos nutrientes bastante críticos debido a las altas necesidades humanas. Hasta ahora se ha venido considerando que son una fuente esencial y excelente de calcio, pero hoy sabemos que su asimilación requiere un enorme gasto de energía en el organismo humano.

En las personas vegetarianas, algunos fermentados lácteos, como el yogur o el kéfir, representan una fuente natural de nutrientes como la vitamina B12 y la vitamina D (evita la necesidad de usar suplementos alimenticios).

C. Grasas que aumentan la saciedad

Eliminar o reducir drásticamente las grasas derivadas del queso en favor de los carbohidratos no beneficia el control del peso, sino que favorece el peligroso efecto yo-yo que lleva a ganar rápidamente los kilos perdidos con un régimen alimenticio, según apuntan algunas teorías. Las explicaciones son varias, pero se centran básicamente en la capacidad de las grasas para producir una alta sensación de saciedad y, por lo tanto, para ayudar a controlar mejor el apetito y el consumo de alimentos.

Además, las grasas (incluidas las de la mantequilla y el queso) tienen un efecto más complejo y favorable en el cuerpo de lo que se pensaba anteriormente. Y, en el peor de los casos, solo tienen un efecto neutral sobre la obesidad y las enfermedades del corazón.

Por otra parte hoy se conoce mucho mejor el exceso de carbohidratos refinados (blancos), azúcares y edulcorantes, acusados como principales responsables de la epidemia de obesidad y diabetes.

MENOS CALORÍAS, MÁS AÑOS DE VIDA

¿Qué estilos de vida podemos considerar como más adecuados para la salud y longevidad?

Como hemos visto, demasiadas calorías en el menú diario "envejecen" el cerebro. Ya se ha identificado la molécula que protege a las neuronas del deterioro y ésta se activa cuando se restringe parcialmente la cantidad de alimentos a ingerir. El secreto para una larga vida (con buena salud) radica, entonces, en una actitud sobria en la mesa.

Hoy ya se puede afirmar que el 30% de las calorías se deben quedar en la olla, es decir, reducir casi un tercio de las recomendadas como normales (según el tipo de actividad física que se lleve a cabo): aquellos que consumen 2.000 calorías deben reducir a 1.400.

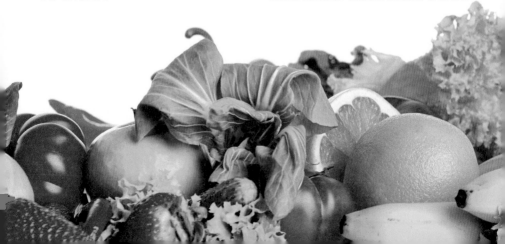

¿QUÉ TIENE QUE VER LA CREB1 CON EL DETERIORO CEREBRAL?

La molécula Creb1 se estimula a través de una dieta baja en calorías y funciona como un conductor que activa otros genes importantes para la longevidad y para el buen funcionamiento del cerebro. La Creb1 normalmente proporciona funciones cerebrales importantes como la memoria, el aprendizaje y el control de la ansiedad, y su actividad disminuye, o se ve comprometida, precisamente a medida que avanzan los años.

¿Cómo actúa la Creb1 en las neuronas? Las neuronas se comunican entre sí a través de uniones especializadas, las sinapsis, cuya función es esencial no solo para la transmisión de información en redes neuronales, sino también para su almacenamiento (formación de memoria). Un correcto funcionamiento de las sinapsis es, por lo tanto, clave para el aprendizaje y la memoria: las alteraciones de las sinapsis sanas subyacen al deterioro cognitivo observado en la enfermedad de Alzheimer y otras formas de demencia. Y la capacidad de estas sinapsis para procesar información aumenta, Creb1 mediante, con la restricción calórica.

NOOTRÓPICOS, EL RESCATE PARA LA DEMENCIA

En las demencias hay una disminución del número y calidad de neurotransmisores (sustancias químicas segregadas por las células cerebrales que sirven para transmitir el impulso nervioso). Así, la reducción de las capacidades mentales y de la esfera psicológica que tienen las personas mayores se debe en realidad a una reducción de las moléculas que sirven para transmitir información en el sistema nervioso; aunque ésta no es la única causa.

La palabra "nootrópico" significa "que estimula la memoria y el conocimiento". Una definición que se queda corta, porque en las demencias no solo se pierde razonamiento e inteligencia; también se pierden emociones, equilibrio, y el buen funcionamiento de los diversos órganos.

La mayoría de las plantas recomendadas en el tratamiento de la demen-

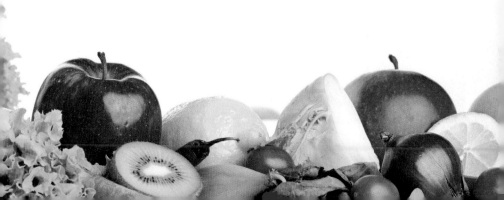

cia tendrían en principio una actividad nootrópica, aunque no es lo mismo su uso para paliar la pérdida de memoria en una edad avanzada que si se busca mejorar el rendimiento intelectual (como el en caso de algunos estudiantes). No es lo mismo un estimulante del conocimiento que un fármaco que modifique los neurotransmisores deficitarios o posiblemente deficitarios en un proceso de enfermedad.

Según la farmacología, los medicamentos nootrópicos se clasifican como drogas psicoactivas que actúan mejorando la eficiencia de las actividades integradoras del telencéfalo. Los nootrópicos mejoran el aprendizaje, protegen el cerebro de su degeneración, facilitan la transmisión interhemisférica de información, mejoran la resistencia frente a agresiones cerebrales y tienen efecto tónico a nivel cortico-subcortical.

Algunas de las sustancias nootrópicas recomendadas son:

■ **Bacopa** (*Bacopa monnieri*). Es una planta que agudiza la mente y el inte-

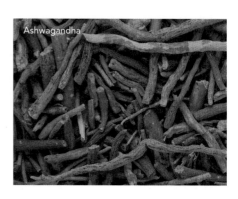
Ashwagandha

lecto, y es un importante ingrediente en formulaciones ayurvédicas indicadas en falta de memoria, depresión, ansiedad y falta de concentración. También se ha utilizado en el tratamiento de la artritis, probablemente porque se ha observado que puede inhibir la secreción de citokinas pro inflamatorias. Contiene saponinas triterpénicas tetracíciclicas, bacósidos A y B, hersaponinas, alcaloides como herpestina y brahmina y flavonoides.

■ **Ashwagandha** (*Withania somnífera*). Esta planta es considerada un inmunomodulador, antioxidante y adaptógeno, acorde con la utilización tradicional de la medicina ayurvédica que la recomienda como buen remedio para alcanzar la longevidad. Se sabe que aumenta la actividad de la SOD (Superóxido dismutasa), potencia el sistema inmunológico y reduce los efectos nocivos de muchos fármacos utilizados como quimioterapia para el cáncer.

Es una planta relajante y tranquilizante, y unido a su efecto adaptóge-

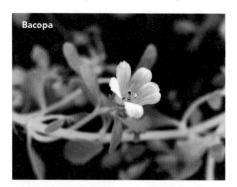
Bacopa

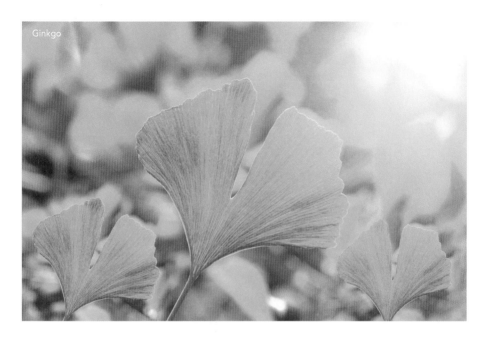
Ginkgo

no la hace especialmente interesante en el tratamiento del estrés y como complemento en el tratamiento de la ansiedad. Es un buen espasmolítico en la cefalea y la migraña. En dosis elevadas, puede inducir el sueño.

■ **Ginkgo** (*Ginkgo biloba*): El extracto de Ginkgo biloba tiene dos acciones principales sobre el cerebro. La primera, mejora el riego cerebral, permitiendo que la sangre y sus nutrientes lleguen mejor a las neuronas, y en la segunda tiene un notable poder antioxidante.

Numerosos estudios realizados sobre pacientes con Alzheimer demuestran que la medicación con Ginkgo mejora la capacidad de retención memorística a corto plazo, aunque su

efectividad a medio o largo plazo es dudosa como sucede con los otros fármacos.

Es uno de los tratamientos de elección en la insuficiencia vascular senil, arteriosclerosis; y síntomas como vértigos, ruidos de oídos, pérdida de memoria, alteraciones del equilibrio, como tratamiento preventivo de las

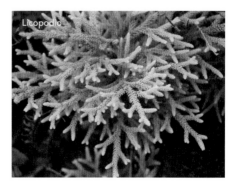
Licopodio

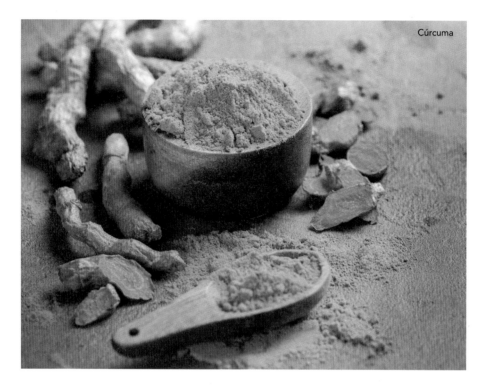

Cúrcuma

embolias cerebrales y de la demencia de Alzheimer.

■ **Licopodio** (*Lycopodium clavatum*): Posee una acción inhibidora de la colinesterasa, potencialmente útil en casos de Alzheimer y otras enfermedades neurológicas.

■ **Cúrcuma** (*Curcuma longa*): Algunos extractos de cúrcuma han de mostrado ser incluso más potentes que el donepezilo, uno de los dos fármacos más utilizados para tratar el Alzheimer, y puede hacer recuperar los déficits de memoria (naturalmente, hasta cierto punto).

Un hecho muy interesante es que la curcumina parece reducir la formación de placas amiloideas, unos depósitos de proteínas muy densas que caracterizan esta enfermedad. Por otra parte, investigadores del instituto Salk de EEUU, afirman que un compuesto llamado J147, elaborado a partir de la cúrcuma, no solo tiene estos efectos sino que se podría considerar como un neuroprotector, una sustancia que mejora la función de las neuronas ya deterioradas.

En estos momentos los laboratorios ofrecen ya extractos concentrados naturales de curcumina de gran potencia.

ESTADO DE ÁNIMO, ESTRÉS Y SALUD

Alimentos, suplementos o fármacos pueden ayudarnos a regular el envejecimiento, pero existe un factor interno en las personas que juega un importante papel a la hora de acelerar el proceso de muerte celular. Es el estrés.

Ya sabemos que la autopercepción del bienestar se corresponde con el estrés positivo, mientras que la sobrecarga negativa es, en realidad, lo que acorta la vida. Por eso es necesario modular el primero y evitar el segundo en el día a día. Las situaciones de fatiga, como por ejemplo conducir un automóvil con mucho tráfico, causan la aparición de cambios en la actividad eléctrica del cerebro provocando un envejecimiento prematuro.

En estos casos, las ondas cerebrales alfa se alternan con lo que se conoce como fusibles del sueño: son señales que resaltan la necesidad, por parte de la mente, de aprovechar un momento de descanso. El cansancio y el nerviosismo pueden ser situaciones temporales, pero cada vez más a menudo se dan largos períodos de fatiga derivadas de condiciones externas estresantes mantenidas en el tiempo.

Señales del cerebro

¿Podemos evitarlo? Existen estudios sobre la posibilidad de implantación, en el futuro, de un microsensor cutáneo conectado a una alarma capaz de advertir a la persona que ha llegado el momento necesario de hacer una pausa. El cansancio no debe subestimarse, porque detrás de sus síntomas leves se puede ocultar una patología grave. Ahora bien, ¿es realmente necesario seguir ese camino? Parecería más sencillo y natural introducir algún cambio en nuestro estilo de vida ¿vamos a ser capaces de hacerlo?

La actual revolución tecnológica va a permitir captar y modificar las señales del cerebro sin necesidad de implante alguno, pero de todas formas estos microsensores podrían también señalar los cambios cerebrales propios del envejecimiento: si el iniciador de este proceso se encuentra en el hipotálamo, y si se pueden evaluar las señales de su desencadenamiento, un interruptor podría encenderse o apagarse, para disminuir el daño causado por el desgaste de los años. Ya que no podemos detener el flujo del tiempo, quizá sí podamos limitar los riesgos.

Si aprendemos a considerar las señales que envía el cerebro, podremos lograr un equilibrio adecuado entre las actividades y las pausas que debemos realizar cuando nuestra mente y nuestro cuerpo lo requieran.

ACTIVIDAD FÍSICA Y GRAVITOTERAPIA PARA REJUVENECER

La actividad física también desempeña un papel importante en la reducción del envejecimiento celular. Se ha demostrado que este deterioro se reduce de forma evidente en perso-

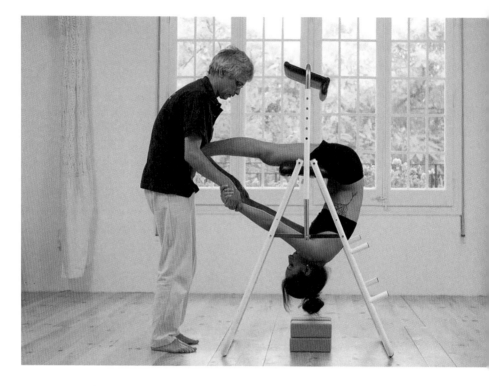

nas que realizan actividad física durante 3 días a la semana: tienen más salud y vitalidad. Por el contrario, en situaciones de reposo, desciende tanto la energía general del cuerpo como su fertilidad o capacidad de reproducirse.

La actividad será proporcionada a la edad y al estado de salud de quienes la practican. El mejor ejercicio para la salud es el que se realiza de forma moderada y constante en el tiempo, sin excesos.

¿Y la gravitoterapia? Pasamos la mayor parte del día de pie o sentados, pero siempre con la cabeza arriba y los pies abajo. Mirar el mundo al revés no solo aporta sensaciones agradables sino que, a la vez, facilita el riego sanguíneo. Que la sangre llegue a la cabeza sin apuros es uno de los objetivos de la gravitoterapia, un sistema ideal para descansar cuerpo y mente, sanar trastornos musculares y sentirse más joven.

Cuántas veces hemos visto a los niños en el parque balancearse felizmente colgados cabeza abajo, explorando, viendo el mundo al revés sin ningún temor. En contraste, parece que las ocupaciones de las personas adultas nos abocan más bien al sedentarismo, los dolores de espalda y la rigidez o inmovilismo del cuerpo.

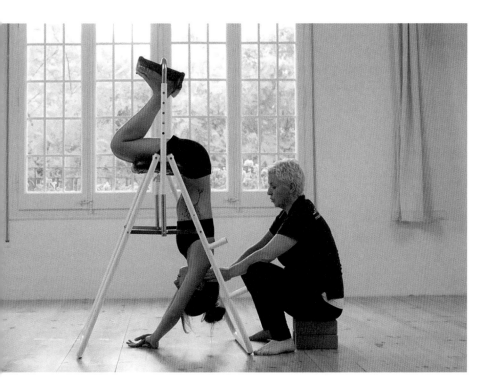

Con todas las ventajas

Los beneficios de la postura invertida han sido siempre reconocidos por el yoga. Una de sus posturas, sirshasana o postura sobre la cabeza, se recomienda para lograr un descanso físico y mental, a la vez que favorece el riego sanguíneo. El inconveniente de esta posición reside en que todo el peso del cuerpo recae sobre la cabeza, comprimiendo las vértebras cervicales.

En el caso de la gravitoterapia, representa un avance en este punto, porque la posición invertida se realiza con la sujeción en tobillos o rodillas, dejando libre la columna, y permitiendo así el estiramiento de toda la musculatura espinal y la descompresión de los discos vertebrales. Esta técnica sencilla y eficaz está indicada para todo tipo de rigideces musculares, ciática, lordosis, cifosis, escoliosis y lesiones de espalda y cuello. También se benefician los tobillos hinchados y los problemas varicosos, ya que facilita el retorno venoso descargando las extremidades inferiores.

Por otra parte, la fuerza de la gravedad ejerce una presión constante sobre las articulaciones y la columna vertebral. Si observamos a los niños pequeños vemos que parecen de goma y pueden adoptar las posturas más variadas. En cambio, conforme nos hacemos mayores esa elasticidad va disminuyendo, alcanzando el mínimo con la senectud. Al colgarnos de los pies, la gravedad deja de ser una fuerza que comprime nuestro cuerpo y contribuye por el contrario a estirarlo y rejuvenecerlo.

Precauciones

Las contraindicaciones a tener en cuenta son: no colgarse si se padece un esguince, ya que lo que no necesita la zona afectada es sobreestirarse. Las posiciones invertidas tampoco convienen a las personas hipertensas o con afecciones cardiacas, que deberán consultar antes con un profesional de gravitoterapia y con el médico. El

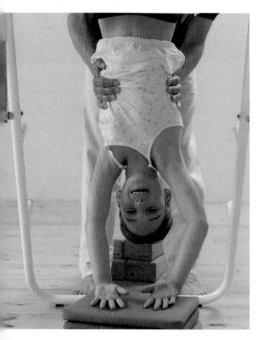

tiempo de permanencia cabeza abajo será marcado por el «reloj biológico» de cada uno.

Al ser una postura a la que no estamos acostumbrados, tendremos sensaciones nuevas (aumento de sangre en la cabeza, temor ante la sensación de caer...), y por eso es conveniente empezar con cortos lapsos de tiempo (alrededor de dos minutos) e ir aumentando progresivamente (se pueden hacer sesiones diarias de diez minutos relajados y hasta de 30 minutos si es con ejercicios).

Por lo que respecta a dónde practicar la gravitoterapia, aunque los primeros aparatos específicos surgieron en Norteamérica en el campo terapéutico de la quiropraxia, existen varios modelos y recursos posibles para ponerse boca abajo sin problemas: se puede optar por una barra fija, una tabla inclinada, una camilla giratoria (que sujeta por los tobillos dejando la espalda apoyada en la camilla) o unas botas inversoras (son unas botas con sujeción al estilo de las botas de esquí, provistas con ganchos para colgarse en una barra).

Una vez equipados, se podrán llevar a cabo los ejercicios para poder estirar y relajar así todo el cuerpo. Podrán ser abdominales, flexiones de piernas, rotaciones, ejercicios de brazos o estiramientos de pectorales y hombros. Una rutina efectiva para matar el sedentarismo y procurarnos un cuerpo capaz de llegar (y de mantenerse) saludable en la vejez.

Sabiduría ancestral e investigaciones para alargar la vida

CULTURA MILENARIA: LOS HUNZA Y SU MIRADA NATURISTA

Los hunza son un buen ejemplo de cultura que todavía mantiene un halo de fascinación por su estilo de vida. Se trata una población de 11.000 personas, que ocupa unos 10 mil kilómetros cuadrados, y que se encuentran repartidas en unas 50 aldeas. Viven en un valle entre las montañas más altas la Tierra, en el Pamir, cerca de los grandes picos del Himalaya.

Por más de un motivo, pero sobre todo por su asombrosa longevidad, el mundo fijó su mirada sobre este pueblo: sus gentes parecían milagrosamente a salvo de enfermedades de cualquier tipo, además de mantener un inalterable optimismo. Hombres y mujeres alcanzaban fácilmente los cien años de edad o cumplían años sin perder vigor físico y mental. Una extraña y perenne juventud favorecía a este pueblo enigmático.

¿De dónde provenía el secreto de esa saludable longevidad? Todo parece señalar a una fórmula relativamente sencilla: aire puro + vida tranquila + alimentación sana.

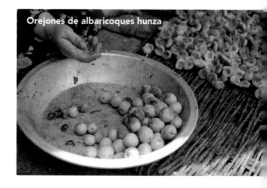

Orejones de albaricoques hunza

En verano los hunza disfrutan de una espléndida cosecha de cereales, frutas y verduras, que se consumen tradicionalmente crudos en su mayor parte. En invierno comen algo de carne hervida –muy poca–, sobre todo para calentar sus viviendas de piedra.

Cultivan cebada, mijo, trigo negro, nabos, zanahorias, guisantes, judías secas, calabazas y cebollas. También ajos, col y coliflor, nueces, almendras, manzanas, ciruelas, melocotones, cerezas, peras, granadas, e incluso algunos melones. Y unos esplendorosos albaricoques, que crecen de unos enormes árboles frutales. Suelen cocer a la piedra las tortas, las tortas tipo chapati y el pan, que es especialmente denso, sabroso y nutritivo. En la actualidad son también un pueblo ganadero, que mantiene una buena cabaña de gallinas, cabras, ovejas y caballos.

Albaricoques

Como puede suponerse, una fuente esencial de su alimentación son las frutas, principalmente el albaricoque, pero también el melón, manzana, uva, naranja, pera, granada, melocotón, cereza o mora. Los hunza envuelven las frutas en paja para que se conserven el mayor tiempo posible y conocen también el valor de las frutas desecadas (orejones), como alimento energético. Este pueblo sencillo pero profundamente civilizado, elige comer poquísima carne, queso en algunas ocasiones, los alimentos en su mayoría crudos (aunque conocen perfectamente el uso del fuego) y se decantan por no mezclar demasiado varios alimentos.

Sus viandas son totalmente naturales, sin aliños ni ningún tipo de conservante. No existen conservas, congelados ni microondas. Todo es natural, y recién elaborado.

Según los estudios que han indagado en la salud y en las costumbres de este pueblo milenario, la alimentación es una de las piedras angulares de su estilo de vida saludable que los lleva a presumir de tener una población longeva y en forma.

ALIMENTOS PARA POBLACIONES CENTENARIAS

El envejecimiento es un desafío y los científicos han querido estudiar cómo funciona a través de personas centenarias. Durante décadas han indagado cómo afrontan la vejez y cómo es su fenotipo, cómo se expresa la genética a lo largo de su vida.

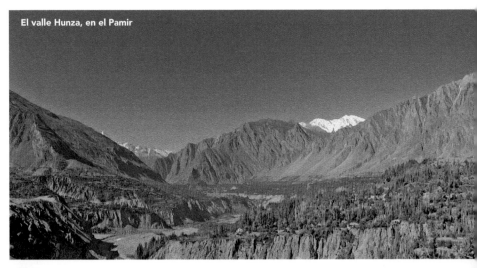

El valle Hunza, en el Pamir

Se trata de una forma de "biología positiva": en lugar de situar la enfermedad en el centro de las investigaciones, la biología positiva busca comprender las causas de una expresión genética efectiva: ¿qué mecanismos biológicos podrían producir salud y bienestar?, se preguntan.

En este ejercicio concreto de observación de "casos de éxito", se buscaron centenarios en todo el mundo y se optó por elegir una muestra grupal. Se rechazaron los casos aislados o demasiado aleatorios. Y además, se prefirieron aquellos colectivos donde el porcentaje de personas longevas era alto, es decir, donde los genes y el entorno creaban una combinación óptima con el paso del tiempo.

Desde que se completó el mapa del genoma humano se comprobó lo que marca la diferencia a nivel de ADN: las mutaciones producidas con el tiempo, la activación o la extinción de genes específicos, o bien las modificaciones en el funcionamiento de otros genes.

Recordemos que entre los lugares donde las personas viven más tiempo, destacan la isla de Okinawa, en Japón (el área más estudiada desde hace tres décadas), la península de Nicoya, en Costa Rica, o el área de Loma Linda, en California. También han suscitado interés las poblaciones longevas de la isla Ikaria, en Grecia, o algunos municipios de la isla de Cerdeña.

¿Cómo es la cultura de estos pueblos, sus hábitos y especialmente su dieta? ¿Qué secretos se han revelado, cuáles es el camino hacia el elixir de una larga vida en buena salud? Un envejecimiento saludable implica la interacción entre los genes, el medio ambiente y los factores asociados con el estilo de vida, en particular los alimentos.

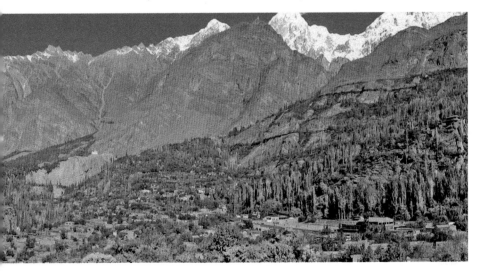

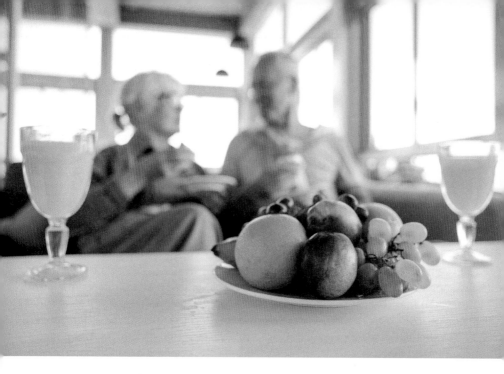

NUTRIR LAS CÉLULAS PARA QUE SEAN IMPERECEDERAS

A la hora de observar a las comunidades excepcionalmente longevas, la atención se centra en los genes y el medio ambiente, pero sobre todo en el comportamiento de los nutrientes a la hora de determinar la vida útil de las células. Por eso se evalúan con atención los hábitos alimenticios de los centenarios.

Desde hace algún tiempo, la ciencia ha llegado a la conclusión de que la vida humana puede alcanzar un promedio de 120 a 130 años de edad, porque este límite está escrito en los propios genes. Para alargar la vida, se trataría de "encender" los genes correctos y, al mismo tiempo, prevenir el funcionamiento de aquellos que representan un peligro para la salud. Es una tarea compleja porque, por un lado, debemos llegar a "educar" a las células para que actúen de manera correcta, mientras que, por otro lado, debemos adoptar comportamientos saludables para alargar nuestras vidas.

En la práctica son descubrimientos que se traducen a menudo en la toma de medicamentos o suplementos o en biotecnologías sofisticadas. Es un recurso válido, teniendo en cuenta que resulta mucho más difícil educar a las personas para que adopten estilos de vida apropiados; es decir, transferir las enseñanzas de las poblaciones centenarias al grueso de la población.

Evitar procesos inflamatorios

Los factores que juegan en contra son la pereza, la ignorancia o la superficialidad: obstáculos que podrían costar el envejecimiento prematuro y la aparición de enfermedades con la llegada de la vejez.

Si el objetivo es inhibir los genes hostiles, lo primero a tener en cuenta es obstaculizar la aparición de procesos inflamatorios, que es la base del envejecimiento, y la aparición de enfermedades, como la diabetes, la artritis o el cáncer.

El envejecimiento es un proceso irreversible asociado a numerosas alteraciones naturales causadas por el desgaste del tiempo. En el hombre, la descomposición física se debe a las interacciones entre los factores genéticos y epigenéticos (el epigenoma es una especie de "filtro" que envuelve al genoma y que le traduce los impulsos externos, ambientales). Aunque, más allá de la impronta genética, el éxito de un envejecimiento saludable está determinado por factores asociados con el estilo de vida, la estructura social y la cultura.

LA COENZIMA Q10

La coenzima Q10 es una sustancia antioxidante soluble en grasa y que está presente en nuestra alimentación, pero también puede ser sintetizada por el organismo. El hígado la produce y también se puede obtener en carnes rojas, pescado, soja y semillas. Sin embargo, con la dieta moderna es difícil obtener suficiente; no recibimos las cantidades adecuadas de Q10. Y como veremos, el aporte al organismo de esta sustancia se reduce con la edad.

La familia de las coenzimas Q fue descubierta en el año 1955 por el doctor R.A. Morton en Liverpool, Inglaterra, pero no fue hasta 1957 cuando el doctor Frederic Crane, de la Universidad de Wisconsin, en EEUU, aisló la coenzima Q10, al cabo de una larga tarea. Hoy se sabe que la Q10 es clave en la vida humana y animal.

También sabemos que el nivel de coenzima Q10 en el cuerpo disminuye con la edad. Las concentraciones máximas se alcanzan a los 19-21 años, produciéndose luego una declinación sostenida, que se reduce en un 65% a los 80 años. Se puede observar también claramente un nivel muy disminuido de Q10 en personas con fatiga crónica, fallo congestivo del corazón y cardiomiopatías, o en pacientes inmunodeficientes.

Se ha logrado obtener esa sustancia en los laboratorios (inicialmente era a partir de tejido animal) desde fuentes aceptables (con la fermentación de remolacha y azúcar integral de caña) y ponerla en cápsulas comestibles. Ha sido el primer paso hacia una nueva concepción de la energía que nuestro cuerpo necesita.

Energía, corazón... y encías

Si miramos en retrospectiva, no fue hasta el 1977 en que se establece una relación entre la coenzima Q10 y la energía humana. Fue de la mano del científico británico Peter Mitchell, que obtuvo premio Nobel de química por estas investigaciones. Más tarde, en 1982, el profesor Folkers obtuvo la medalla Priestly (equivalente americano al premio Nobel) y vinculó la aparición de enfermedades cardiovasculares con una deficiencia de la coenzima Q10.

El paso del tiempo no ha hecho sino añadir al hallazgo abundantes cualidades más. La coenzima Q10 ayuda a combatir trastornos dentales (los odontólogos la recomiendan tras sus intervenciones, para evitar inflamaciones y también en caso de gingivitis); mejora la función del corazón y lo estimula (de forma natural y sin causar ningún efecto secundario) e incrementa el rendimiento físico.

Se considera que ejerce un efecto positivo en todo el cuerpo porque mejora todas las funciones que requieren de energía, como el rendimiento muscular, la defensa inmunitaria, la reproducción, la regeneración celular, etc.

No se ha probado científicamente que la coenzima Q10 pueda detener el proceso de envejecimiento, pero los usuarios de esta sustancia a menudo sí que afirman sentirse "10 años más joven", simplemente porque tienen más energía y sienten una mejora física. Al igual que la vitamina E, la coenzima Q10 es también un potente antioxidante que protege las moléculas grasas de la oxidación. Estabiliza las membranas celulares y ácidos grasos, manteniendo así la célula intacta, funcional y viva.

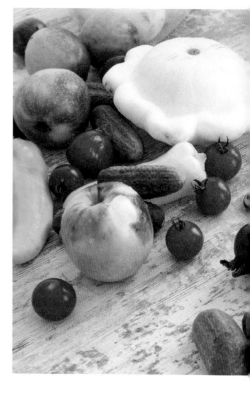

Si consideramos que el envejecimiento está relacionado proporcionalmente con la cantidad de daño que los radicales libres causan a las centrales de energía (las mitocondrias), podemos imaginar cuán significativo será el papel que juega la coenzima Q10 para prevenir las enfermedades relacionadas con la vejez. Según los principales expertos, los daños en las mitocondrias pueden hacer bajar la provisión de energía de las células nada menos que hasta el 80%, causando una seria escasez que deteriora gravemente el corazón, el hígado y el cerebro.

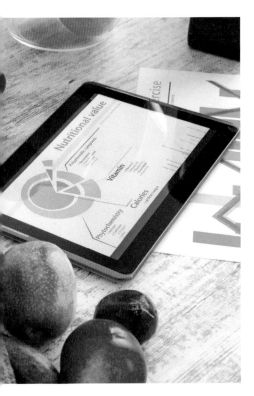

tales y naturales. Muchos de los genes que actúan como "reguladores clave" de la duración de la vida tienen una función en la acción producida por los nutrientes.

Las sirtuinas

Uno de los agentes implicados en este complejo y sofisticado laboratorio que es el cuerpo humano, y que contribuye a una mayor longevidad de las células, tejidos y órganos, es la enzima sirtuina. Participa de procesos que influyen en el envejecimiento; en la regulación de la transcripción de los comandos de los genes hacia su expresión y función; la apoptosis (el mecanismo de "suicidio" celular); la resistencia al estrés y eficiencia energética. Y también en la vigilancia durante situaciones de ingesta baja en calorías, lo que desencadena la producción de moléculas antienvejecimiento.

También hay otras hormonas que entran en juego, incluida la secretada por las células grasas: la AMP quinasa. Esta hormona es clave para la salud del sistema cardiovascular porque modula algunos procesos metabólicos, como la regulación del azúcar y la destrucción de los ácidos grasos. Sus niveles presentan valores muy altos en el plasma sanguíneo y están inversamente relacionados con el porcentaje de grasa corporal en adultos: las personas obesas, de hecho, producen niveles más bajos de esta hormona en comparación con los individuos de peso normal.

RESTRICCIÓN CALÓRICA, ENZIMAS Y COMIDA

La resistencia al estrés celular y a los golpes ambientales pueden ayudar a establecer un proceso de envejecimiento óptimo que conduzca a una vida más larga y saludable. Se han identificado intervenciones genéticas, nutricionales y farmacológicas, y todo apunta a que existe un método común para aumentar la duración de la vida: la restricción calórica.

Los sensores celulares responsables del reconocimiento de nutrientes determinan la duración de la vida en respuesta a diversas señales ambien-

Mecanismo protector de las células

Tal y como se ha estudiado en las zonas con más concentración de centenarios, se confirma que la principal intervención alimentaria que puede retrasar el proceso de envejecimiento es la **restricción calórica**, ya que representa una forma ligera de estrés que activa los mecanismos protectores de las células.

En este sentido, la mencionada población de Okinawa es una muestra perfecta: los habitantes de la zona han vivido durante algunas décadas una ligera forma de restricción calórica que contribuye a garantizar una mayor esperanza de vida. Ahora la tarea se centra en identificar patrones dietéticos y componentes nutricionales que protejan contra enfermedades relacionadas con la edad: estos modelos se definen principalmente para evaluar el comportamiento alimenticio y para correlacionar la ingesta de alimentos con los resultados de salud.

Si bien a nivel global las discapacidades graves parecen estar disminuyendo en personas de más de 60 años, van en aumento las enfermedades crónicas, en particular las relacionadas con la dieta y el estilo de vida. En contraste, los centenarios sanos son "expertos en supervivencia" y nos brindan lecciones importantes, sobre todo en el factor de estilo de vida que más puede modificarse: la nutrición.

Algunos estudios han sugerido que la buena genética en determinados grupos de personas contribuye a su longevidad. Estos genes les estarían ayudando a defenderse de los efectos dañinos de un estilo de vida perjudicial.

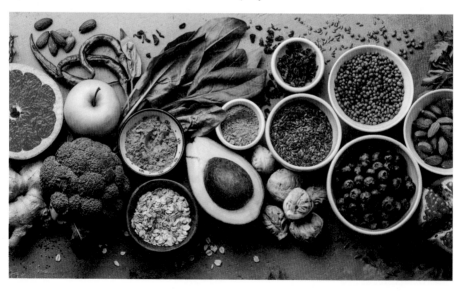

Color verde para dar la vuelta al reloj de arena

La investigación en modelos alimenticios es compleja, pero aun así varios estudios han confirmado que algunos nutrientes específicos están potencialmente asociados con la longevidad. Un primer dato muestra que en poblaciones centenarias se ha observado una preferencia hacia una dieta basada principalmente en **verduras**: en la isla de Okinawa el 90% de las calorías provienen de carbohidratos, pero en forma de verduras y, por lo tanto, sus comidas son **bajas en calorías** y muy "densas" desde el punto de vista nutricional, especialmente en términos de vitaminas, minerales y fitonutrientes.

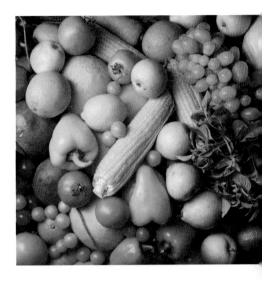

Además, los habitantes de Okinawa, a través de la dieta, toman una gran cantidad de fitoquímicos, es decir, de metabolitos vegetales secundarios que las plantas producen para defenderse de los ataques del medio ambiente y que poseen una acción de defensa terapéutica también para el hombre. Todas las plantas contienen estos compuestos naturales y parece que quienes más las consumen menos sufren el daño inducido por los radicales libres.

Los ancianos que optan por estos alimentos, presentan además niveles significativamente más bajos de peroxidación de lípidos, el mecanismo bioquímico que "destruye" las membranas celulares de los enemigos, como los gérmenes y los virus (acción beneficiosa) y se desencadena precisamente en presencia de radicales libres que, si son escasos, no generan acción tóxica.

Cuanto más radicales libres hay, más se produce la peroxidación, y se provoca entonces el daño celular. Por lo tanto, cuando la acción involucra masivamente a las células de todo el organismo, causa el "envejecimiento" temprano de las células y la aparición de varias patologías más o menos graves, como, por ejemplo, cáncer, esclerosis múltiple, diabetes, artritis reumatoide, enfisema pulmonar, cataratas, enfermedad de Parkinson, Alzheimer, etc.

Cuanto más radicales libres hay, más daño crean. Por lo tanto, es importante obstaculizarlos, que es lo que hacen precisamente algunos de los micronutrientes que se encuentran presentes en las plantas.

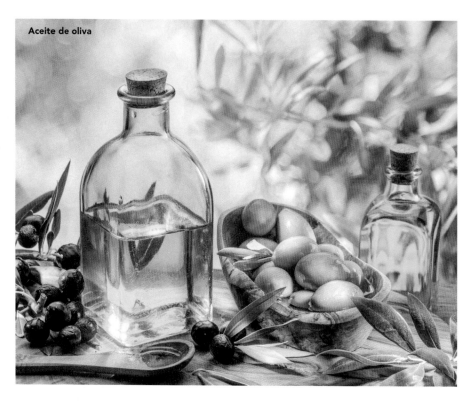

Aceite de oliva

CINCO ALIMENTOS ANTI-AGING

Existe un sinfín de productos que contribuyen de forma natural a nuestra calidad de vida, y al mantenimiento de nuestro cuerpo y nuestra mente. Son verdaderas cápsulas anti-aging que contribuyen a prevenir del envejecimiento. Son muchos, pero de momento vamos a recordar cinco:

■ **Aceite de oliva:** Además de ser un gran protector cardiovascular, el aceite de oliva protege de la osteoporosis, la hipertensión e incluso, junto al aceite de prímula (*Oenothe-ra biennis*), alivia los síntomas de la menstruación y la menopausia. Y lo más importante, juega un papel importante en la juventud y la calidad de vida, ya que como base de nuestra alimentación, evita que el organismo se deteriore. Todas estas virtudes son debidas a los ácidos grasos monoinsaturados y a los polifenoles que contiene.

■ **Té verde:** El té verde protege al organismo en caso de hipertensión y otros trastornos cardiovasculares; ayuda a reducir el colesterol nocivo, previene enfermedades degenerativas y favorece la agilidad mental. Contiene elevadas dosis de vitaminas y flavonoides antioxidantes, con un efecto directo en el retraso del proceso de envejecimiento. Numerosas firmas cosméticas lo incluyen en sus formulaciones y entre todas sus variedades, el té rojo y verde son los que han demostrado el mayor poder antioxidante.

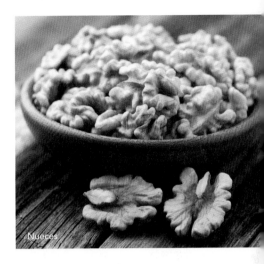
Nueces

■ **Antioxidantes betacarotenos:** Los encontraremos en frutas y hortalizas de color rojo, amarillo y anaranjado como zanahorias, albaricoques, calabazas y algunos tomates (que contienen también el valioso licopeno), y también en las espinacas, el melón y el brécol. Además de proteger al organismo de las enfermedades crónicas provocadas por los radicales libres, son un eficaz protector contra los rayos UVA. Una vez en el organismo se transforman en vitamina A y se convierten en buenos aliados antiedad.

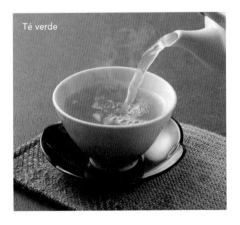
Té verde

■ **Agua:** Una correcta hidratación es una de las mejores garantías anti edad. Beber abundante agua ayuda a mantener una piel joven y luminosa, y contribuye al correcto funcionamiento del organismo. Además, el agua y los zumos frescos, recién preparados, nos ayudan a eliminar toxinas y residuos. Pero conviene descartar todos los refrescos industriales, en especial los azucarados, además de los tés fermentados (como el té negro) y, por supuesto, el café.

■ **Nueces:** Junto a innumerables beneficios para la salud, las nueces son un buen aliado anti edad. Protegen el corazón y aportan al organismo una serie de sustancias que ayudan a retrasar el envejecimiento celular. Todas estas propiedades se deben a su alto contenido en ácidos grasos omega 3, ácido fólico, vitamina E y betacarotenos.

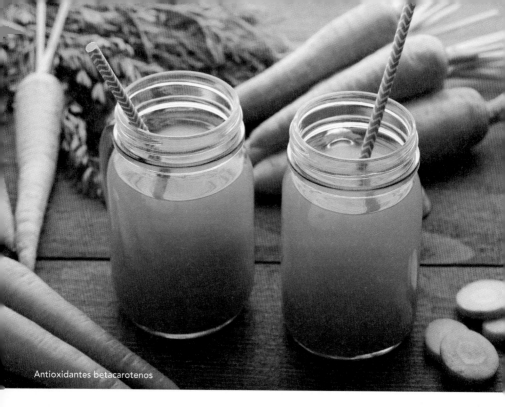

Antioxidantes betacarotenos

SUPLEMENTOS DIETÉTICOS PARA ALARGAR LA VIDA

Un buen plan anti edad empieza por reforzar nuestro organismo, algo que no siempre es posible a través de la alimentación, por muy sana que sea. Por eso en las últimas décadas se está afianzando el uso de suplementos dietéticos a modo de complemento nutricional, porque sus efectos suelen ser llamativos.

Los suplementos dietéticos contienen innumerables activos naturales, cuyos efectos antienvejecimiento están más que probados: ejercen una acción revitalizante, antioxidante y reparadora desde el interior. Además, aportan firmeza, densidad e hidratación a la dermis, y retrasan la flacidez y la aparición de arrugas.

Existe una infinidad de suplementos dietéticos. Destacamos:

■ **Alfalfa.** Los germinados de semillas de alfalfa son un auténtico tesoro para la salud de toda la familia y a cualquier edad. Contiene isoflavonas y su estructura es muy similar a la de los estrógenos, por lo que es muy útil en la menopausia. Aporta todas las vitaminas, incluida la vitamina K, que ayuda en la formación de glóbulos rojos. Por sus efectos remineralizantes y reconstituyentes, la alfalfa también está indicada en caso de convalecencias y anemias, o de uñas quebradizas, cabellos desvitalizados, etc.

Alfalfa

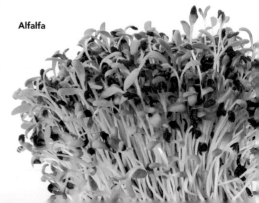

Borraja

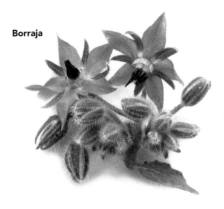

■ **Ácidos grasos esenciales.** Firmes candidatos contra la sequedad y flacidez cutánea. Aportan suavidad, elasticidad e hidratación a la piel. También previenen la aparición de arrugas y se utilizan para reforzar las uñas frágiles y quebradizas. Uno de los aceites grasos más efectivos es el de borraja (*Borago officinalis*), rico en ácido gammalinoleico.

■ **Isoflavonas de soja.** Su poderosa actividad contra los radicales libres la convierten en un antioxidante ideal antienvejecimiento. Además de ser un buen filtro solar natural, poseen la capacidad de proteger la epidermis de las agresiones externas, estimulando a la vez la renovación epidérmica, lo que retrasa el envejecimiento cutáneo.

■ **Otros complementos interesantes.** También hay que mencionar a los **adaptógenos**, como el ginseng o la equinácea; los **aceites**, como el de ajo; la **cinarina** (concentrado de alcachofa); **L-arginina** (fácil de obtener comiendo palomitas de maíz); **enzimas** como la bromelina de la piña; **algas** marinas o de lago; **betaglucanos** que fortalecen las defensas; **ginkgo biloba** y **fosfatidilserina**, aliados del cerebro y la memoria.

Los **fructooligosacáridos**, además, resultan beneficiosos para el sistema digestivo; la **glucosamina** aporta bienestar para los ligamentos; el **hipérico** es un excelente "prozac" natural; la **luteína** se recomienda para la vista; el **palmeto** (*Serenoa repens*), es un aliado de la próstata masculina; y existen también **antiinflamatorios naturales** como la quercetina y el harpagofito (*Harpagophytum procumbens*); las **proantocianidinas** presentes en las semillas de uva y el picnogenol de la corteza de pino; la humilde **regaliz** (*Glycyrrhiza glabra*); la **silimarina** del cardo mariano (*Sylibum marianum*) benefactora del hígado. Y, por supuesto, los **probióticos** y sus benéficos efectos intestinales.

La huella de los centenarios

Si hablamos de los cambios cognitivos, mentales, que se producen con el envejecimiento, debemos mencionar, de nuevo, la influencia de los micronutrientes: lo hemos visto en el caso de Okinawa en donde, además de una dieta saludable, sus habitantes están activos físicamente y participan constantemente de la vida social del pueblo.

En otros casos (en la isla de la Cerdeña) se ha observado que las variables alimentarias no están significativamente vinculadas a la extrema longevidad masculina. En particular, se ha destacado que una ingesta calórica más baja no corresponde a una vida más larga. Sin embargo en California, donde un grupo de adventistas vive más tiempo que el resto de la población, se observa cómo la dieta vegetariana es la causa de su edad promedio muy alta. Entre los factores dietéticos específicos deben considerarse grandes cantidades de fruta fresca con cáscara y verduras.

Otro ejemplo viene dado por los habitantes de la isla griega de Ikaria, donde queda patente los beneficios para la salud derivados de siglos de comida mediterránea. Entre otros, esta dieta tiene un efecto cardioprotector y también reduce la frecuencia de hiperuricemia en ancianos.

Y en Costa Rica, los centenarios sanos viven rodeados de una sensación de fuerte apoyo, garantizado por la red de familiares y amigos. Aunque

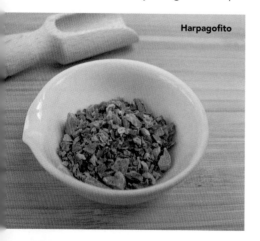

Harpagofito

el posible papel desempeñado por los hábitos alimenticios no se ha estudiado aquí, la dieta incluye verduras del huerto, mucha fruta (naranja, mango, papaya), calabaza, frijoles, arroz y maíz. Además, el agua es particularmente rica en minerales como el magnesio y el calcio.

El modelo mediterráneo

Son conocidos los beneficios de la dieta mediterránea tradicional, con alimentos ricos en con omega-3, presentes en el pescado o las verduras; sin exceso de carne (un máximo 250 g por semana) ni carbohidratos refinados, y sin salsas elaboradas, ya sean salteadas o con grasas animales. En la despensa de una cocina mediterránea saludable se encontrarán, en cambio, muchos carbohidratos integrales —que liberan azúcares lentamente—, y varias frutas y verduras de diversos colores.

Los pigmentos que los colorean determinan la presencia de polifenoles, flavonoides, terpenoides, antocianinas, que son varias de las enzimas anti inflamatorias, anti tumorales, y anti radicales libres que benefician el cuerpo. Además, estas enzimas regulan el metabolismo.

Otros dos factores contribuyen a una alimentación saludable: por un lado, comer un tercio de calorías menos, y, por el otro, evitar la comida basura, tan frecuente y tentadora en la actualidad sobre todo para los más jóvenes.

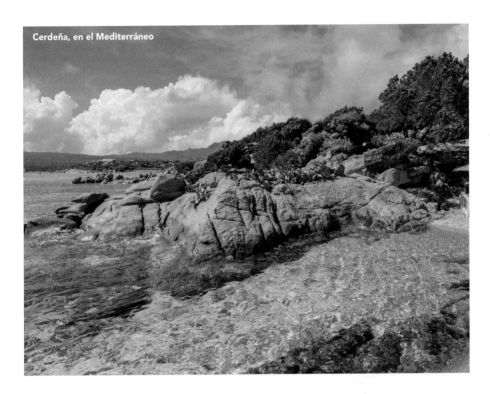

Cerdeña, en el Mediterráneo

¿Qué regímenes inflaman y degeneran nuestro sistema?

Los procesos inflamatorios se encuentran entre las causas de las enfermedades degenerativas crónicas y del envejecimiento celular temprano. En realidad, las inflamaciones son defensas importantes del organismo pero, si se vuelven crónicas, se convierten en una causa de peso para una vejez prematura.

Entre los alimentos que incluyen sustancias anti inflamatorias se encuentran los ácidos grasos omega, que desempeñan un papel clave en la modulación del juego de la inflamación en todos los niveles del organismo. Aparecen en las nueces, en las avellanas o en semillas de calabaza.

Cabe mencionar la importancia del equilibrio entre el omega-3 y el omega-6: los 3 son aceleradores, los 6 son frenos. Están modulados y deben tener una proporción de 1 a 1. (Los longevos japoneses tienen una proporción de 1.5 omega-6 a 1 omega-3, mientras que los estadounidenses con diabetes y obesidad tienen una proporción de 15 omega-3 a 1).

Por el contrario, deben evitarse todos aquellos alimentos pro-inflamatorios, como las frituras, bollería industrial, pan blanco, harinas refinadas, alcohol, los azúcares o sal.

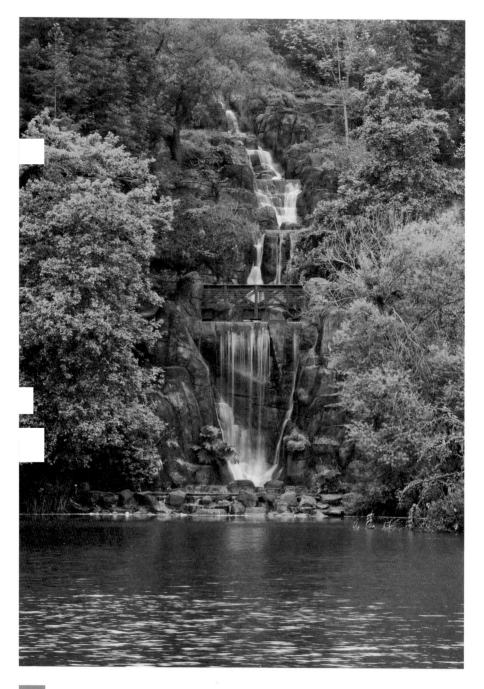

Estudios científicos para prolongar la vida

El interés y el estudio por la búsqueda de la longevidad están muy activos en la actualidad. Los resultados han arrojado datos interesantes, ya sea la importancia de la dieta hipocalórica para extender la vida útil de muchas especies vivas; el consumo de según qué alimentos para obtener beneficios en términos de salud y longevidad; o las variantes genéticas que se activan gracias a los nutrientes y que se asocian con un aumento en la duración de la vida de las personas. Igualmente, la ciencia indaga en cuáles son los mejores medicamentos para promover una longevidad saludable.

La IGF-1, ¿un factor decisivo?
Uno de los objetos de estudio ha sido la IGF-1, o somatomedina, o factor de crecimiento similar a la insulina. Es una hormona que desempeña un papel muy importante en los procesos de crecimiento del niño y que mantiene sus efectos de crecimiento muscular incluso en la edad adulta. Cuando está alterada, hay más susceptibilidad al envejecimiento.

Se ha demostrado que hay una estrecha correlación entre las mutaciones de los genes involucrados en la activación de IGF-1 y la extensión de la vida humana. Y algunas comunidades de centenarios tienen, en efecto, mutaciones genéticas que disminuyen la IGF-1, como algunos habitantes de Hawai muy longevos. Hay que destacar que la inhibición de esta hormona se ve favorecida por la restricción calórica.

La rapamicina y su poderoso efecto para la salud
Otros de los elementos vinculados con la regulación de la duración de la vida son el gen TOR y su proteína, mTOR: están modulados por los nutrientes y están involucrados en procesos que regulan el estrés, la nutrición y los factores de crecimiento. Esta proteína es un complejo la rapamicina, un poderoso compuesto conocido como la "raíz de la eterna juventud" y producido por una raíz que se encuentra en la Isla de Pascua.

Dado que la mTOR se activa con nutrientes que tienen efectos sobre el envejecimiento, su inhibición puede ser similar a la que se obtiene con la restricción de alimentos.

Volviendo a la rapamicina, ésta es, en realidad, un antifúngico y un poderoso supresor inmunológico que normalmente se administra a pacientes de trasplantes para prevenir

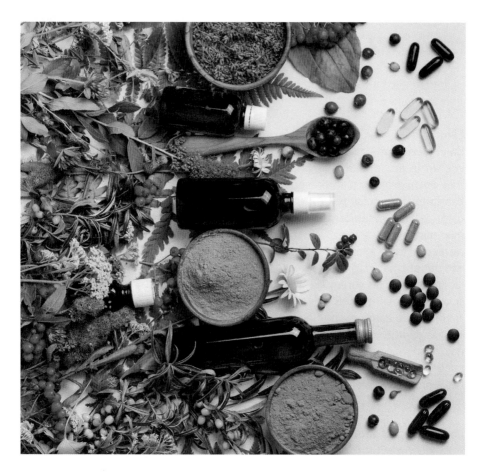

el rechazo de órganos. También se sabe que podría causar el incremento de sustancias como la seratonina, la dopamina y la noradrenalina en el cerebro. Todos ellos son neurotransmisores responsables de crear un estado de bienestar y "felicidad" en la persona. La rapamicina es capaz de mantener en forma las funciones de aprendizaje y memoria cuando hay déficits causados, por ejemplo, con enfermedades como el Alzheimer.

La importancia de la mitocondria celular

Las mitocondrias son los centros de producción de energía a nivel celular y su actividad es uno de los temas emergentes en el campo de la investigación sobre el envejecimiento.

Varios estudios indican que una función mitocondrial adecuada es esencial para una larga vida. Y, en este sentido, se ha observado el efecto beneficioso de los extractos de plantas, utilizados para retrasar el envejecimiento y las enfermedades asociadas. En concreto, los fitoquímicos obtenidos de las plantas contribuyen a la conservación de la salud ya que tienen una acción defensiva sobre los elementos hostiles del medio ambiente, como insectos o patógenos.

Algunas de estas sustancias son capaces de inducir respuestas positivas ante situaciones estresantes en humanos y, con exposiciones a dosis bajas, logran activar una respuesta celular que conduce a una resistencia adaptativa al estrés. Esta resistencia implica varios ajustes moleculares y favorece muchas de las estrategias de longevidad moduladas por los nutrientes.

Se ha demostrado el papel de esta resistencia en el envejecimiento, así como su relevancia para explicar las consecuencias de la restricción calórica en el sentido de que las especies logran vivir más tiempo.

LA PROTEÍNA NrF2 Y LAS DIETAS VEGETALES

El estrés oxidativo es una de las principales causas de envejecimiento, aunque no se ha indagado lo suficiente sobre el vínculo entre el estrés oxidativo, la resistencia celular y la velocidad del envejecimiento. En este sentido se ha estudiado otra vía, es decir, un regulador que desempeña un papel crucial en la respuesta adaptativa al estrés oxidativo: la llamada Nrf2, que regula las principales respuestas de protección de la célula.

El camino iniciado por la Nrf2 podría contribuir en gran medida a la determinación de una larga vida con buena salud.

Además, muchos fitoquímicos (por ejemplo, los polifenoles, los flavonoides y todo tipo de antioxidantes, los terpenoides, etc.) son ingredientes importantes que se encuentran en las frutas, verduras y especias y que tienen efectos protectores contra la degeneración relacionada con la edad.

Evitar los radicales libres

Es interesante observar que muchos de estos fitoquímicos son activadores de la señalización de Nrf2 y, a través de esta vía, pueden inhibir la producción de radicales libres con contenido de oxígeno, contrarrestando así el daño oxidativo.

No solo eso: recientemente, los fitoquímicos han sido objeto de espe-

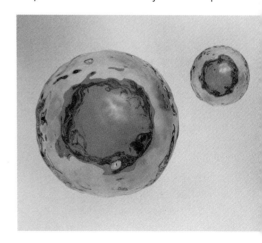

cial atención por su capacidad para activar las sirtuinas, enzimas también involucradas en el proceso de envejecimiento.

Sin descuidar el efecto del cuadro genético básico, si consideramos los hábitos alimenticios de muchos centenarios, caracterizados por grandes cantidades de fitoquímicos, podemos suponer, que aquellos que viven más tiempo presentan un vía supercontrolada de forma natural de la Nrf2, la cual es capaz de contrarrestar más eficazmente los factores de daño celular y minimizar la acción del estrés oxidativo.

Hay más: ¿qué vínculo guardan la ingesta de nutrientes y los biomarcadores inflamatorios? Su relación es cada vez más evidente. De hecho, se ha comprobado que el tejido adiposo (grasa corporal, especialmente grasa visceral) libera muchos mediadores inflamatorios y algunas investigaciones han demostrado los efectos beneficiosos de la restricción calórica en la atenuación de los procesos inflamatorios de todo el sistema.

Además, se ha observado que el estrés oxidativo juega un papel esencial en la determinación y el mantenimiento de ese estado de inflamación baja detectada en el envejecimiento y en enfermedades asociadas con la edad.

También se ha demostrado que la activación de Nrf2, mediada por antioxidantes, está fuertemente asociada con la protección de los estados que producen inflamación. La activación de la vía Nrf2 podría dificultar la producción o la expresión de mediadores proinflamatorios, incluidas algunas sustancias inflamatorias o antiinflamatorias que participan en los procesos de protección o defensa del organismo. Por tanto, se podrían considerar a los activadores eficientes de Nrf2 como medios efectivos para prevenir enfermedades favorecidas por la inflamación.

Estos son algunos de los alimentos que activan la Nrf2: alimentos ricos en Omega 3 (EPA/DHA), como algas, pescado azul, bacalao, nueces o lino; curcumina (está en la cúrcuma o el curry); EGCG, presente en el té verde; sulforafano, a través de brócoli, coles, coliflor, coles de Bruselas, etc; pterostilbene-resveratrol (en las uvas o en el vino); 6-metilsulfinilhexilo (presente en el rábano japonés wasabi).

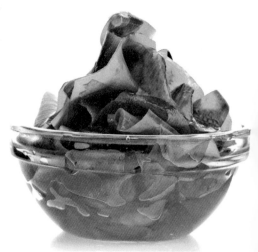

El futuro, cada vez más cerca

LA SOLUCIÓN DE LOS TELÓMEROS

Para entender la importancia de los telómeros, debemos empezar por recordar que los cromosomas son la base de la información celular de un organismo vivo. Los telómeros fueron descubiertos por Joseph Muller en 1938, quien recibió por ello el premio Nobel de Fisiología en 1946.

Una metáfora que explica la función de los telómeros es aquella que los compara con un capuchón, como el protector de los extremos de los cordones del zapato; que evitaría que los cromosomas se autorreplicaran y se engancharan por los extremos. A modo de resumen podríamos decir que cuanto más largo es el telómero, más garantía de longevidad y salud (y viceversa).

Visto más en profundidad, sabemos que en los procesos de transcripción y replicación celular, se va reduciendo la amplitud del telómero, y la célula se va acercando a la apoptosis, a su muerte programada, ya que el código genético solo permite un máximo número de replicaciones, la que permiten los telómeros, que conforme pasa la vida se van acortando.

Con cada división celular los telómeros se acortan en 50-200 pares de bases. Este es el proceso interno de muchas enfermedades degenerativas y del envejecimiento.

Se sabe que una célula tiene una capacidad de reproducción limitada sin cambiar su código, y al final la célula muere. La solución al problema está en reproducirse, y la nueva célula naciente tendrá su posibilidad de replicación... y morirá porque su muerte celular está programada.

Cuando se produce el envejecimiento celular los telómeros disminuyen y se empiezan a producir anomalías, entre ellos el aumento de enfermedades como el cáncer.

Con cada división celular, el telómero se acorta, hasta que tiene un nivel mínimo que desestabiliza el cromosoma, y la célula muere. El acortamiento de telómeros cromosómicos es hoy en día un indicador que puede predecir el riesgo de cáncer, y de enfermedades crónicas o cardiovasculares, y también –como hemos visto- es un indicador del grado de envejecimiento celular que padecemos y de si podemos esperar una longevidad saludable.

Hoy en día, la biotecnología nos permite hacer análisis de la longitud y número de afectación de nuestros telómeros. No está al alcance de todo

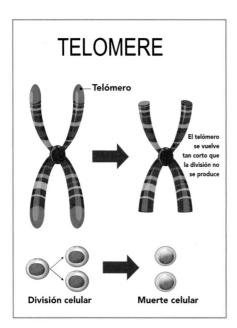

médula ósea, y se ha estudiado en los diferentes procesos de enfermedad. Permite realizar muchos estudios celulares in vitro, además de usarlo para el control clínico del cáncer. Los cultivos celulares de mayor longevidad siempre presentan una mayor actividad de la telomerasa; las células cancerosas más malignas, también.

Telómeros y cáncer

La activación de la telomerasa induce además a un aumento de la actividad replicativa del ADN, lo cual sucede en las células cancerosas, que expanden la malformación genética.

Se sabe que antes de producirse una diseminación o metástasis, parece haber un período de tranquilidad, en el cual la actividad de la telomerasa aumenta en el 80-90% de pacientes con diferentes tipos de cánceres. Este análisis de la transcriptasa inversa telomerasa es predictor de metástasis, y relaciona el mecanismo de degradación de los telómeros con la patogénesis de esta enfermedad degenerativa, y con el envejecimiento. En el cáncer, la telomerasa está activada y este es uno de los indicadores del exceso de proliferación que tienen las células malignas, y que se utiliza en oncología.

Factores que afectan los telómeros

■ **Tabaco y estrés oxidativo:** Es la causa metabólica principal del acortamiento de los telómeros, esto por

el mundo, pero quizás en un futuro este análisis pase de ser un indicador oncológico a un predictor de la salud cardiovascular y la longevidad.

Si hay telómeros, hay telomerasa

La telomerasa es la enzima que se encarga del mantenimiento celular de los telómeros; en cada ciclo de replicación el cromosoma no puede ser sintetizado por completo y se pierde el extremo. Existen diversos sistemas para prevenir la pérdida del ADN en los extremos de los cromosomas, y los mamíferos usan una retrotranscriptasa específica, la telomerasa, que es capaz de alargar el telómero.

Se dispone de un sistema analítico para detectar la actividad de la telomerasa a partir de la sangre o de la ejemplo se ha comprobado en personas muy fumadoras.

■ **Sueño reparador:** En un estudio sobre más de 4.000 mujeres, se observó que las que dormían menos de 6 horas tenían telómeros más cortos que las que dormían 9 horas o más. Se relacionó con la secreción de melatonina, un potente antioxidante. El sueño adecuado en verdad repara nuestros telómeros.

En cuanto a los factores que inhiben la telomerasa, unos estudios del Dr Ornish publicados en la revista *Lancet* encontraron que si se plantea un cambio de vida se activa la telomerasa. Hizo un estudio sobre pacientes con cáncer de próstata, y tras proponer un cambio a una dieta sana rica en vegetales, evitando el alcohol, el tabaco y haciendo ejercicio, a los tres meses se había aumentado en un 30% la actividad de la telomerasa. Este estudio se realizó durante 5 años, y se comprobó que los cambios de hábitos de vida, especialmente el ejercicio físico, influían positivamente. El grupo de intervención alargó sus telómeros. Posteriormente se han hecho muchos estudios que relacionan los hábitos de vida con el buen funcionamiento de nuestros telómeros.

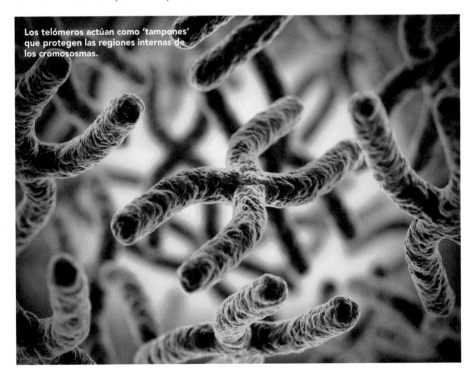

Los telómeros actúan como 'tampones' que protegen las regiones internas de los cromososmas.

Dieta contra el cáncer

Una dieta sana rica en frutas y verduras puede contribuir a una recuperación del cáncer (y, en general, a un envejecimiento más lento).

¿Hasta qué punto? La comparación entre los telómeros de un hombre de 40 años con una dieta estadounidense, y un homólogo mediterráneo, señala también la importancia de la alimentación en la salud: mientras que el americano ya ha puesto a cero su potencial de reproducción celular, el otro todavía tiene la "batería" cargada al 40% (y conserva hasta los 70 años este porcentaje). ¿Podría incluso mejorarse este tanto por ciento? Claro.

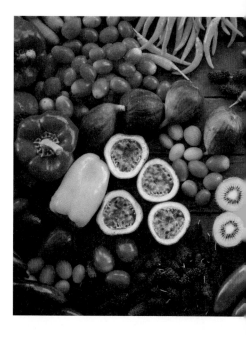

Reducir las calorías ingeridas diariamente en un 30% (bien calculadas en función de la edad y el tipo de actividad física) contribuye a una mejor salud y puede rebajar en un 50% la incidencia y la mortalidad por cáncer y enfermedades cardiovascular. Los diferentes menús pueden influir positiva o negativamente en las respuestas inflamatorias del organismo. Así, el modelo de alimentación estadounidense podría causar un mayor uso de procesos reparativos y, por lo tanto, un acortamiento más rápido de los telómeros.

Regenerar la telomerasa

Casi al mismo tiempo en que se descubrió que la telomerasa es la hormona capaz de alargar los telómeros, se reveló que las células tumorales eran ricas en telomerasa: en la práctica, a través de esta enzima, las células cancerosas se vuelven inmortales, escapando del destino de las células comunes que generalmente mueren después de 80 duplicaciones. Como hemos visto, cuando comienza el envejecimiento, también comienza la autodestrucción. Una célula enferma o mutada primero envejece y luego se auto extingue. El cáncer, por otro lado, engaña las cartas: activa el elixir de la juventud y deja de responder al tratamiento, por fuerte que sea.

El papel de las células mieloides

La senescencia celular es un proceso fisiológico que lleva a una serie de cambios en las células afectadas, con el objetivo de frenar su proliferación

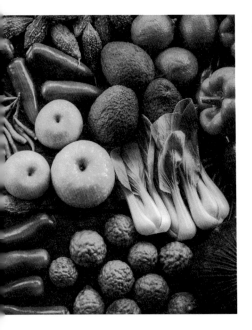

senescencia y continuar proliferando indefinidamente gracias a las células mieloides. De hecho, se ha demostrado que la inhibición del reclutamiento de células mieloides en los tumores, aumenta en alto grado la senescencia inducida por la quimioterapia y el tumor responde mejor al tratamiento. El envejecimiento se produce como debería y, de hecho, se acelera a través de mensajes que se intercambian entre una célula y otra.

Las células mieloides que se infiltran en los tumores pueden liberar en el microambiente tumoral una proteína particular, conocida como 11-1-Ra, que ha demostrado ser un potente inhibidor de los mecanismos de defensa presentes en las células tumorales.

y/o eliminarlas cuando ya no son necesarias. Pues bien, durante años se creyó que las células cancerosas podían escapar de la senescencia solo como resultado de las mutaciones genéticas, lo que dificultaba cualquier tipo de tratamiento.

Pero recientemente se ha descubierto que un tipo de células del sistema inmunológico, las células mieloides, que se encuentran en la médula ósea, pueden cambiar y transformarse de acuerdo a los impulsos que reciben, y son capaces de inhibir la senescencia inducida por la quimioterapia, reduciendo así su eficacia.

La importancia de estos datos es que muestran que, incluso en ausencia de mutaciones genéticas, las células cancerosas pueden evitar la

Esta proteína se libera desde las células tumorales durante el envejecimiento y es esencial para la regulación de la senescencia en los tumores. En cambio, durante la quimioterapia, hay un efecto en cadena con células senescentes que inducen a su vez la senescencia de células tumorales en proliferación. El problema es que este efecto en cadena se ve interrumpido por el lanzamiento de 11-1-Ra, que impide la activación de la señal responsable de la inducción de senescencia. La consecuencia es que estas células continúan proliferando y el tumor no responde, o solo parcialmente, a la quimioterapia. Al bloquear esta proteína, sin embargo, el envejecimiento permanece activo y la cura funciona.

Esquivar el cáncer, atrapar la juventud

Durante años se han realizado investigaciones relacionadas con la acción de la telomerasa destinados a estudiar el comportamiento de las células cancerosas. En términos básicos, el objetivo era conseguir alargar de nuevo los telómeros. Si durante mucho tiempo los estudios se centraron en esta lucha contra el cáncer, posteriormente se ha intentado usar la telomerasa con el objetivo de lograr el rejuvenecimiento.

En este sentido varios experimentos arrojaron luz sobre las posibilidades de esta enzima, ya que mostraron que favorece la masa cerebral impulsando el nacimiento de nuevas células nerviosas jóvenes, fomenta el crecimiento del cabello, tonifican los músculos y hasta refuerza la actividad de los testículos mostrando mayor fertilidad. Es una puerta hacia una eterna salud.

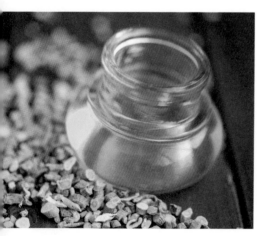

De hecho, si la reactivación de la telomerasa natural no estuviera asociada con el temor al desarrollo inevitable de los tumores, la esperanza de vida promedio podría incluso aumentar a los 200 años.

EL ASTRÁGALO: LA PLANTA DE LA LONGEVIDAD

La reactivación de la telomerasa es en estos momentos una de las estrategias antienvejecimiento más interesantes para las personas que buscan una mejor salud global, "rejuveneciendo" sus órganos y las funciones que desempeñan y con ello también ganar años de vida.

Antes solo se podía aumentar la actividad de la telomerasa mediante modificaciones genéticas imposibles de llevar a cabo en humanos (solo trabajaban con células en cultivo, en el laboratorio). Pero desde hace varios años se ha descubierto otro método simple y viable. Se trata de una molécula natural, el cycloastragenol, presente en el astrágalo (*Astragalus membranaceus*), una planta de la medicina china tradicional, que tiene la capacidad de activar la telomerasa en el seno de nuestras células.

Extraer este cycloastragenol es complejo y costoso, y además cada planta de astrágalo lo contiene tan solo en una cantidad muy pequeña. Pero ya tiene una legión de entusiastas que consideran su valor: se sabe que el cycloastragenol es capaz de reactivar la telomerasa en las células

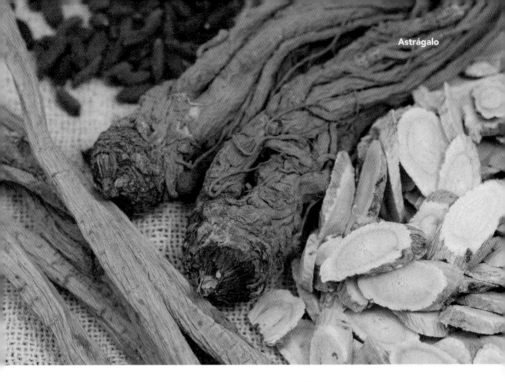

inmunitarias humanas y en las neuronas.

En 2016, un equipo español en el que también participaron investigadores estadounidenses llevó a cabo un estudio para demostrarlo. Administraron a 97 voluntarios mayores de 53 años una píldora de cycloastragenol al día durante un año. La longitud de los telómeros de sus glóbulos blancos se midió al principio y al final del estudio. Mientras que los telómeros de las personas con complementación de placebo se redujeron, el tamaño medio de los telómeros de las personas complementadas con el cycloastragenol aumentó considerablemente.

Es decir, el cycloastragenol no solo podía ralentizar el acortamiento de los telómeros, sino que también podía volver a alargarlos, lo que equivaldría a dar completamente la vuelta al reloj de arena que fluye en el corazón de nuestras células.

LAS CÉLULAS MADRE

Si hablamos de longevidad no podemos olvidar otro de los ámbitos con gran potencialidad hoy en día: las células madre, capaces de transformarse en cualquier tipo de célula de nuestro organismo. En los últimos años, la investigación médica ha indagado largamente en su gran potencial para restaurar tejidos y órganos dañados, o para intervenir de manera decisiva en la solución de enfermedades neurodegenerativas como el Alzheimer, estimulando la producción de nuevas neuronas en el cerebro.

En el pasado hubo un punto crítico en el uso de las células madre, ya que se empezó a cuestionar su origen: estas células se obtenían de embriones humanos y esto iba en contra de aquellos principios éticos que consideran a los embriones seres vivos reales y, por lo tanto, absolutamente intocables.

El punto de inflexión no tardó en llegar, al descubrirse que las células madre adultas pueden también transformarse en células "pluripotentes". La técnica, que aún se utiliza hoy en día, consiste en hacer una regresión de las células a su etapa embrionaria, pudiendo así transformarse en células de todo tipo, desde musculares a cerebrales, etc. La técnica utilizada es muy sofisticada y consiste en injertar, en el ADN de células adultas, cuatro genes particulares que se han identificado en las células madre.

El procedimiento, sin embargo, no había podido replicarse como "solución milagrosa" en las células de personas mayores para "rejuvenecerlas": en el intento, los estudiosos se toparon con senescencia de las células, que impide que se reproduzca después de cierto número de duplicaciones.

Los nuevos estudios han propuesto incluir no solo cuatro genes en las células de las personas mayores, sino también dos proteínas específicas, llamadas "factores de transcripción" porque son capaces de hacer que el ADN exprese la información genética que lleva consigo.

Gracias a este proceso se ha podido transformar a las células senescentes en nuevas células madre pluripotentes. En la práctica, los factores de transcripción han reparado los telómeros, incluso sin la enzima telomerasa.

En la experimentación *in vitro*, las células tomadas de personas mayores (hasta 101 años) demostraron ser capaces de rejuvenecer, de reproducirse y de convertirse en cualquier tipo de célula. Los avances actuales han revelado cómo regular la transformación de las células madre, por ejemplo, "obligándolas" a convertirse en células nerviosas. De esta manera, sería posible inyectarlas en el cuerpo humano para reemplazar las células muertas, que se reproduzcan y que devuelvan al cerebro su juventud. Pero no solo el cerebro es el órgano beneficiado: teóricamente este mecanismo se puede aplicar a todas las partes del cuerpo.

Aunque hoy en día existen todavía barreras para aplicar estos descubrimientos científicos, se prevé que en el futuro no será difícil reprogramar nuestras células adultas, independientemente de su edad. Se trata de una verdadera puerta abierta hacia el retraso del envejecimiento biológico.

EL MEJOR REMEDIO, LA PREVENCIÓN TEMPRANA

El alargamiento de la esperanza de vida y la mejora en la calidad del día a día durante la vejez son dos de los objetivos que ocupan a los investigadores centrados en el envejecimiento. Desde un punto de vista científico, el estudio de las dietas en poblaciones longevas puede ayudar a identificar nuevas moléculas con el fin de ampliar la perspectiva de la vida y evitar la degeneración relacionada con la edad, creando así nuevas oportunidades para el descubrimiento de fármacos.

Además de las propuestas de los últimos años, en forma de regímenes alimentarios concretos o medicinas específicas que regulan el envejecimiento biológico, en la actualidad hay prometedores rumbos que, en el futuro, pueden influir favorablemente sobre la buena senilidad.

Al margen de estas estrategias que llevan a la extensión de una vida saludable, no debe olvidarse otro aspecto importante: la "fecha de caducidad" de la existencia de un hombre, que está escrita en su propia herencia genética. En promedio, como ya hemos visto, nuestro tiempo de vida está limitado a 120-130 años, pero el medio ambiente —las guerras, las enfermedades incurables, el hambre, la mortalidad al nacer o la contaminación— han reducido en gran medida este objetivo.

Sin embargo, en la actualidad, gracias a la nutrición, se abren nuevas perspectivas para el hombre. Más aún si tenemos en cuenta la posibilidad de analizar nuestra información genética para dar con la dieta más adecuada para cada persona. Hoy en día ya es posible realizar el análisis genético de cada individuo para ver qué necesita y qué no desde el punto de vista alimentario.

Es presumible que en el futuro, esta evaluación será más precisa y la dieta será cada vez más personalizada, capaz de "alimentar" a nuestros genes correctos y "bloquear" esas fuentes de riesgo.

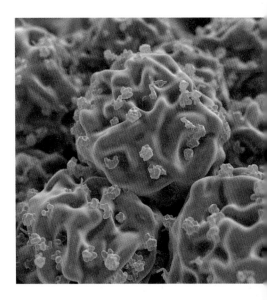

Si esto no es suficiente, y aun así se mantiene la atención puesta en la inmortalidad, el camino continuará con la indagación de las rutas genéticas y la posibilidad de "dirigirlas", a través de la restauración de las 20.000 células madre regenerativas que tenemos al nacer, o a través de las biotecnologías que puedan reemplazar los órganos que se desgastan o se deterioran gradualmente (el ejemplo es el "rejuvenecimiento" de la vista modelando la lente natural con el láser, o el remplazo de un corazón con dispositivos cada vez más sofisticados).

Si bien en cierto que, en teoría, todo es reemplazable, también lo es que hay que adoptar estilos de vida correctos para preservar el envejecimiento de las células y órganos, llevar una dieta adecuada, hacer actividad física y ejercicios para el cerebro.

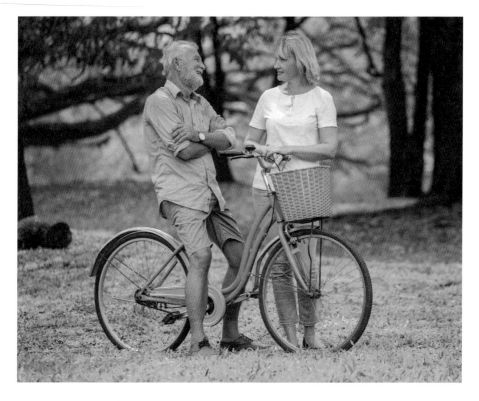

Por eso la propuesta es que la prevención del envejecimiento se inicie desde la edad pediátrica o como hemos visto, incluso perinatal. De esta manera las longevidad tendrá fuertes raíces en las que sostenerse.

VITALIDAD MÁS ALLÁ DE LA JUVENTUD

La tercera edad es, en la actualidad, un período de la vida en el que todavía se puede estar activo. Pero una buena longevidad requiere un cuidado especial del organismo, porque siempre existe la posibilidad de que los órganos y aparatos muestren signos de desgaste y fatiga, especialmente a expensas del aparato osteoarticular y muscular, fundamental para permitir el movimiento y la autonomía en todos los sentidos.

Entre los hábitos perjudiciales para la salud del sistema cardiovascular, además de fumar, también se encuentra el sedentarismo. Los riesgos de inactividad consisten en un aumento de peso, en un deterioro de las articulaciones, y en una reducción de la capacidad rápida de repuesta. Puede darse una rigidez cada vez mayor del cuerpo y, finalmente, limitación del movimiento.

A lo largo del libro vemos que, para evitar esta concatenación de efectos, conviene adoptar un estilo de vida saludable mediante una dieta sana y equilibrada. En este proceso no hay que olvidar la buena voluntad, que, además de procurar los buenos alimentos en nuestra mesa, deben garantizar la práctica de ejercicio físico continuo. Nutrición y gimnasia es un tándem excelente para envejecer bien. De hecho, muchas personas de más de 60 años practican actividades como esquiar, correr, jugar al tenis, al golf o salir en bicicleta.

Glucosamina

Para poder llevar una vida activa es muy importante que las articulaciones sean ágiles, flexibles, que estén tonificadas y fuertes, gracias al entrenamiento y a los nutrientes específicos, útiles para combatir su deterioro. Para contrarrestar el envejecimiento de las articulaciones y promover la movilidad articular, es posible recurrir a la ayuda de complementos alimenticios naturales a base de **sulfato de glucosamina** y **omega-3**.

En particular, el sulfato de glucosamina ha producido los mejores resultados en el tratamiento de enfermedades osteoarticulares y en la reducción del dolor, mientras que los ácidos grasos omega-3 reducen el estado inflamatorio.

Y si el movimiento hace posible un "mantenimiento" óptimo del cuerpo (por ejemplo, reduce el riesgo de frac-

turas porque mantiene intacta la masa ósea, ayuda a controlar mejor el peso corporal que a veces pesa demasiado en las rodillas, etc.) también tiene efectos en el estado de ánimo: con el ejercicio se producen sustancias naturales que actúan contra la melancolía y la depresión, y nos hace sentir más jóvenes, más activos y sanos.

SER HUMANO Y ETERNIDAD. EN RESUMEN

Una pregunta que la humanidad ha traído siempre consigo es: "¿Por qué muere el hombre?". Como hemos visto, en muchas culturas se han transmitido historias y leyendas que intentan explicar por qué el hombre es mortal. ¿Por qué se da por sentado el concepto de una posible vida sin fin? A lo largo de los siglos, incluso los filósofos han tratado de responder estas preguntas: Aristóteles, por ejemplo, afirmó que para conservarse con vida, el cuerpo debía poder mantener el equilibrio entre el calor y el frío.

Platón, por otro lado, enseñó que el hombre tiene un alma inmortal que sobrevive a la muerte del cuerpo. Y el mensaje de Dios según las Escrituras, señala que la muerte humana se deriva de una condición que la ciencia nunca podrá curar: el pecado original.

Desde otra perspectiva, y al margen de la religión, para los darwinianos la tendencia a vivir más años es solo el fruto de la selección natural y el progreso genético. Por eso la pregunta actual, más latente que nunca por los descubrimientos científicos, es: ¿existe un gen de la inmortalidad?

Para dar luz a la inmortalidad humana, si es que es posible alcanzarla algún día, los humanos nos concentramos en estudiar cuáles son los misterios del envejecimiento para conocer mejor lo que conviene hacer.

En las últimas décadas, este recorrido se ha acelerado de forma extraordinaria, aunque no se hayan obtenido todas las respuestas. Al fin y al cabo, las preguntas sobre el final de la vida aún hoy en día siguen siendo sustancialmente similares a las de nuestros antepasados: Si las células humanas se dividen y continúan renovándose por división, ¿por qué de repente tienen que dejar de replicarse? Al intentar comprender el proceso de envejecimiento, muchos expertos han llegado a varias conclusiones.

El secreto, afirman algunos, está oculto dentro de nuestras células (en las últimas décadas se han podido examinar sus componentes fundamentales, entre ellos millones de moléculas). Otros predicen que la ingeniería genética temprana ayudará a vencer el cáncer y las enfermedades cardíacas. Y muchos ponen énfasis en el inmenso potencial de los telómeros y los genes (más información en pág. 159).

Las perspectivas de la ciencia son sorprendentes, pero no podemos olvidar la complejidad de su misión: investigar un universo complejísimo a través de herramientas cada vez más precisas y poderosas para prolongar los mecanismos de la vida sin generar efectos nocivos.

¿Seremos capaces de lograr una juventud eterna y saludable?

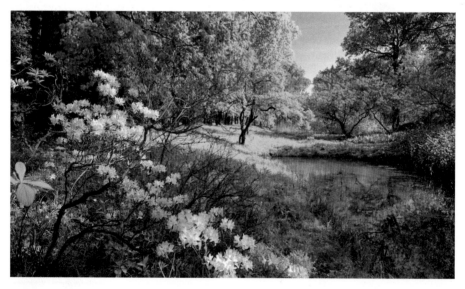

Segunda parte

Guía para una longevidad saludable

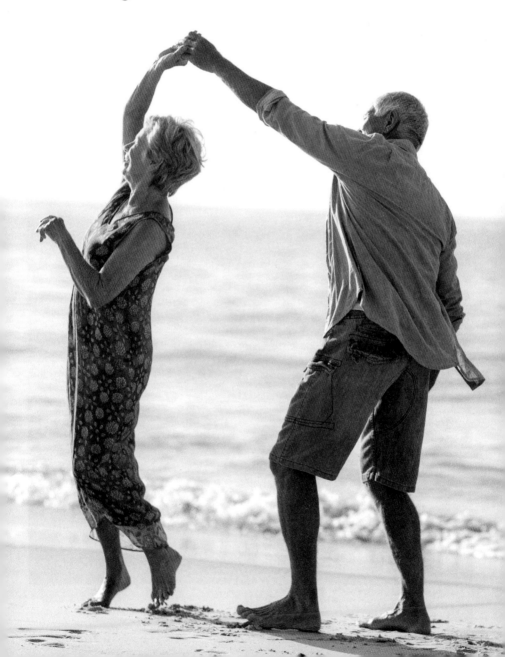

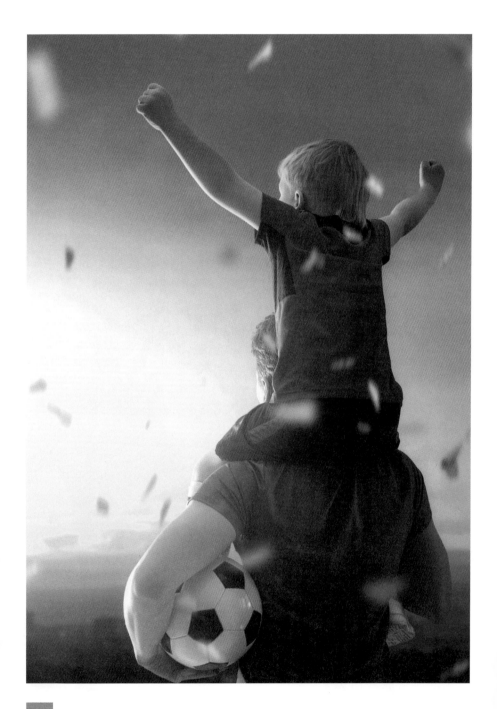

0-24 Edad temprana

De los 0 a los 24 años las personas viven su edad más temprana: la infancia, la adolescencia y la primera juventud. Hoy en día, al nacer, cualquier niño alberga la esperanza de poder llegar a los cien años de vida. Sin embargo, esas previsiones solo serán posibles si goza de una genética que contribuya a la longevidad y, sobre todo, si es capaz de evitar o derrotar a muchos de los adversarios típicos de nuestra sociedad contemporánea: la contaminación, la obesidad o el sedentarismo, por poner algunos ejemplos.

Los hábitos correctos que le proporcionen sus padres o cuidadores desde los primeros años de vida (tanto en el campo de la nutrición, la actividad física, la prevención y en la esfera de los hábitos cotidianos) serán la base que construirá la salud que le acompañará hasta la vejez.

Por eso es oportuno proporcionar al niño las herramientas adecuadas para llevar una vida saludable. Así sabrá cómo evitar actitudes incorrectas que fácilmente se convertirían en cargas pesadas conforme pasen los años. El mensaje para los padres es claro: transmitir las buenas costumbres a través de su buen ejemplo; si se sigue esta dinámica, el beneficio será doble, porque ellos mismos recibirán los beneficios de ocuparse de su propia salud.

Más tarde, en la adolescencia, los padres deberán adaptarse al período de grandes cambios y transformaciones de sus hijos: y no solo físicos, sino también de comportamiento. En esta época será más recomendable que nunca cuidar la alimentación de los hijos y procurar que sigan una buena rutina de ejercicio físico. Hará falta creatividad y paciencia para que estas reglas se cumplan.

Hábitos saludables
■ **Obesidad.** Durante la primera edad temprana, es decir, en la infancia, la obesidad es uno de los mayores

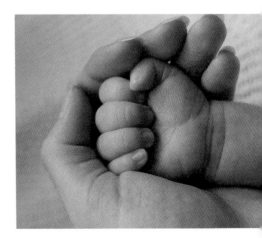

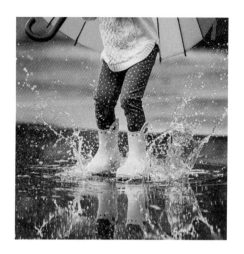

riesgos. Pero para combatirla no hay que recurrir a dietas estrictas: en estos casos es más aconsejable que la familia opte por la buena instrucción para que el niño adopte los hábitos correctos.

No hay que olvidar que, aunque una dieta equilibrada juega un papel fundamental, se deberán tener también en cuenta otros aspectos, como las costumbres relacionadas con el movimiento físico y con el afecto.

En el niño el sobrepeso tendrá consecuencias estéticas y de salud. Tendrá una mayor predisposición a contraer enfermedades cardiovasculares, o hipertensión, diabetes, hipercolesterolemia o aterosclerosis. Como ya hemos visto, los comportamientos incorrectos en la infancia pueden derivar en problemáticas graves en años posteriores.

Además de las enfermedades físicas, se deberán tener en cuenta las repercusiones emocionales de la obesidad en el niño, que pueden llegar a mermar su autoestima o a perjudicar sus relaciones.

Por otro lado, uno de los hábitos que más debe vigilarse en edades tempranas es el sueño, ya que contribuye al desarrollo y al bienestar del niño, el sueño es uno de los más importantes. El descanso garantiza su salud física y mental.

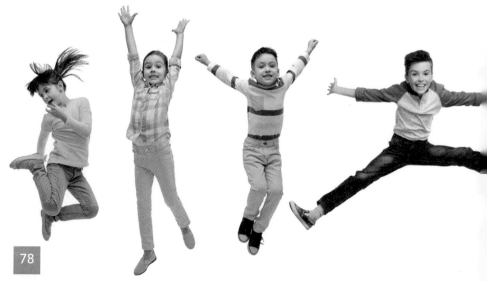

En los primeros meses de vida, de 3 a 12, el requisito promedio es de 14 a 15 horas de descanso por día. De 1 a 3 años disminuyen ligeramente a 12-14 horas y de 3-5 años alcanzan las 11-13 horas. Entre los 6 y los 12 años, las horas que se dedicarán a dormir serán de 10 a 11.

Es importante mantener rutinas con horarios regulares, tanto en días laborables como en festivos. Y para favorecer el buen descanso, se evitarán alimentos estimulantes (azúcares, refrescos con cafeína, té…) o demasiado pesados (grasas) antes de ir a dormir.

En términos generales, hay que recordar que el niño siente inmediatamente las preocupaciones de la familia: las actitudes ansiosas o contradictorias pueden hacer que se sienta inseguro y que exprese su desequilibrio interno a través de manifestaciones de inquietud o hiperactividad, insomnio, inapetencia o algunos casos de agresividad. Para tranquilizarlo, de nuevo, lo mejor es el ejemplo: que los padres tengan una actitud sincera, serena y comprensiva.

Autonomía y protección

Durante la adolescencia, deberá permanecer esta actitud: los padres actuarán como una guía para sus hijos, animándoles a expresar la mayor parte de su potencial y apoyarlos en los momentos difíciles.

Una de las tentaciones, al llegar esta edad de cambio, es caer en la sobreprotección para intentar reducir los riegos a los que está expuesto el joven. Pero estas medidas no le benefician: por el contrario, si ve que sus problemas se resuelven «de manera automática» esto puede causar apatía y falta de ambición a la hora de conseguir objetivos. Otra de las reacciones comunes es que el adolescente sienta mucha irritabilidad ante la incapacidad de solucionar sus asuntos y valerse por sí mismo.

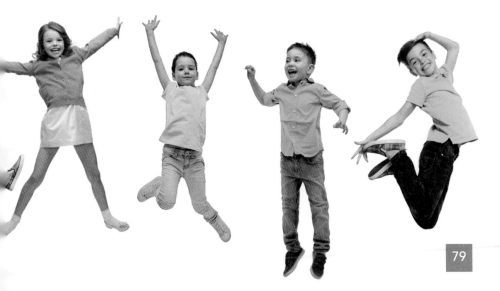

En vez de convertirse en el guarda y custodia, la función del padre será más bien la de permanecer a su lado, dejando el espacio necesario para que su hijo enfrente el problema de la mejor manera posible y desarrolle las destrezas útiles para alcanzar la autonomía y para superar las dificultades y las frustraciones.

Con todo, no hay que dejar de estar atentos para detectar los primeros signos de una eventual situación conflictiva. El bullying o la violencia física pueden provocar ansiedad, estrés crónico, depresión, envejecimiento prematuro y un mayor riesgo de desarrollar enfermedades como la obesidad, el dolor de cabeza, el asma o las cardiopatías.

Despertar de la sexualidad

¿Cuál es el momento de empezar a hablar de sexualidad? Para los niños, los primeros 3 años son el momento del descubrimiento de los sentidos y las sensaciones; entre 4 y 6 años muestran el deseo de conocer al otro sexo también a través de juegos sexuales básicos. Es entonces cuando se recomienda introducir conceptos como las relaciones interpersonales sanas y el embarazo.

Si tenemos en cuenta las teorías freudianas, entre los 6 y 9 años el niño atraviesa una fase latente (a nivel sexual) y por eso tiende a perder interés en la sexualidad para centrarse en los amigos y en el juego. Sin embargo, se recomienda no inte-

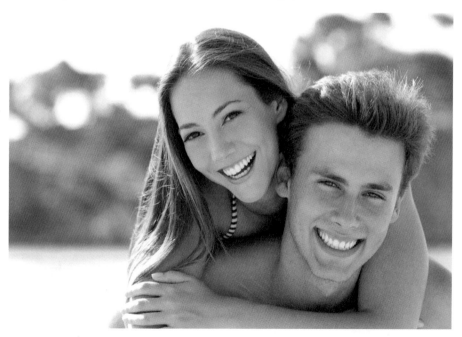

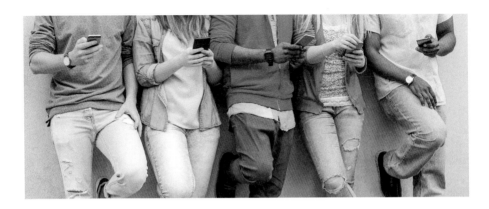

rrumpir el diálogo sobre sexualidad y aportar la información necesaria para que entiendan las manifestaciones que surgirán en su cuerpo de forma progresiva entre los 9 y 12 años de edad. Temas como la menstruación, la eyaculación, etcétera, deberán estar sobre la mesa.

Gradualmente se introducirán en la conversación conceptos como la anticoncepción, las enfermedades de transmisión sexual o el disfrute de la sexualidad. Tratar estos temas, aunque a veces resulten incómodos, permitirá crear la base para que los adolescentes puedan vivir su sexualidad con serenidad y sin vergüenza.

Más tarde, a partir de los 15 años, los jóvenes también deben ser conscientes del impacto que la maternidad o paternidad tendrían en su vida futura: así estarán preparados para poder tomar decisiones conscientes incluso en caso de embarazos no deseados.

Si bien en la niñez se recomienda la visita al pediatra para revisar los ór-ganos sexuales, con la llegada de la adolescencia no deben descuidarse las pruebas periódicas de VIH y, en el caso de las chicas, de Papanicolaou.

Drogas

Otra de las novedades durante la adolescencia es la llegada de las sustancias nocivas como el tabaco o el alcohol. A pesar de las numerosas campañas antitabaco, el primer cigarrillo se enciende, aun en la actualidad, durante la escuela media: los jóvenes ceden a la tentación y no son conscientes de que un número limitado de cigarrillos por día tiene efectos negativos en la salud (no hay que olvidar que el tabaco acorta la vida, causa daño al aparato respiratorio, al cardiocirculatorio y multiplica por 20 el riesgo de desarrollar un cáncer de pulmón, de riñón y de vejiga).

La clave para alejarlos de este mal hábito es la información. Explicar, por ejemplo, la composición de un cigarrillo, cómo el humo tiene efectos desagradables en el cuerpo (arruina la piel y propicia la aparición de arrugas), o su influencia en el rendimiento sexual o deportivo.

¿Y qué hacer con el alcohol?

Un vaso de vino o una lata de cerveza contienen un promedio de 12 g de alcohol: aunque el límite diario para los adolescentes es de 20 g para los hombres y de aproximadamente la mitad para las niñas, sería mejor no beber más de 1 a 2 vasos al día y, sobre todo, ¡no todos los días!

Habrá que ser muy precavido, además, con el consumo de alcohol en ayunas, porque puede causar problemas hepáticos como la esteatosis hepática y la cirrosis y, a medio-largo plazo, tumores. Por tanto, prohibición absoluta.

Por lo que respecta a las drogas, las primeras experiencias acotumbran a tener al cannabis como protagonista. Por fortuna, la mortalidad causada por drogas ligeras es nula hoy en día y generalmente no actúan como un «puente" de paso a las drogas pesadas.

Sin embargo, hay que estar alertas porque la adquisición de cocaína, heroína, éxtasis, ketamina, meta anfetamina, o drogas químicas se ha facilitado mucho: se puede comprar a bajo precio y hasta por Internet.

Huelga decir que estas drogas son fuente de problemas, no solo a corto plazo (sobredosis, accidentes de tráfico, etc.), sino también a medio y largo plazo, con marcadas consecuencias para la salud de años posteriores.

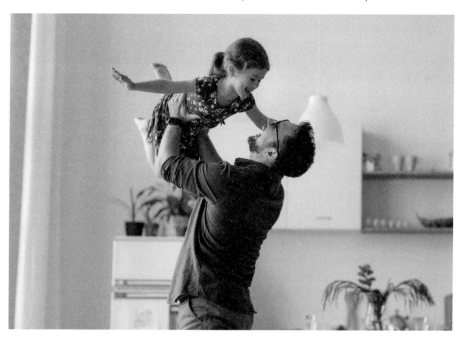

ALIMENTACIÓN

■ **Calorías.** La alimentación, ya desde el primer mes de vida, es el combustible imprescindible para que el cuerpo funcione y evolucione en esta época temprana. En este período, el requisito energético es máximo, hasta 3 veces más alto que el de un adulto, para proporcionar no solo el rápido crecimiento del cuerpo, sino también para apoyar un metabolismo basal más elevado, y una menor absorción intestinal que, a esta edad, conduce a una dispersión parcial de los nutrientes ingeridos. Por lo tanto, durante el primer mes son aproximadamente 115 kcal / kg las indicadas para un correcto desarrollo.

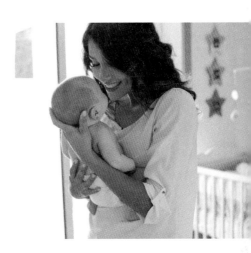

Después de este mes inaugural, el requisito calórico disminuirá ligeramente, incluso si aumenta en términos cuantitativos. Aunque cada niño tiene unas necesidades específicas, que deberá valorar el pediatra, en el segundo y tercer mes de vida del niño, la proporción que garantiza un desarrollo equilibrado es de 110 kcal / kg.

■ **Lactancia.** En los 6 primeros meses de vida todo lo que un bebé necesita está contenido (por términos generales) en la leche de su madre; de allí el bebé extrae toda la nutrición: proteínas, minerales, azúcares y lípidos, necesarios para su desarrollo, pero no solo: la leche materna es una fuente preciosa de anticuerpos y hormonas que regulan la relación hambre-saciedad. La leche materna también incluye microorganismos que influyen en la composición de la flora microbiana intestinal, claves para apoyar el metabolismo del niño y para reducir el riesgo de obesidad en el futuro.

Esta leche cambia constantemente su composición y sabor. Y para garantizar al niño una cantidad promedio de leche fresca (alrededor de 850-1.000 ml) la madre deberá beber mucho y tomar alrededor de 500 kcal más que las que necesita normalmente. En este tiempo de lactancia se deberán reforzar los alimentos con proteínas y vitaminas y sales minerales. Por eso se optará en la alimentación por carnes magras y legumbres, así como muchas frutas y verduras.

Por lo que respecta al destete, la transición deberá llevarse a cabo de acuerdo con los ritmos individuales, pero no suele producirse antes del cuarto mes de vida ni más tarde del sexto. Anticiparlo podría promover la sensibilización alérgica, mientras que

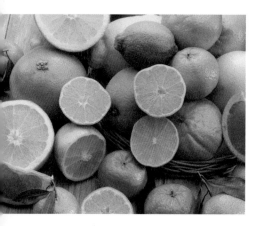

un aplazamiento excesivo expondría al bebé a deficiencias nutricionales.

■ **Desarrollo sin proteína animal.** Una dieta infantil que reduce o elimina proteínas de origen animal no es una dieta pobre, sino que, al contrario, representa una dieta saludable, capaz de evitar numerosos riesgos para la salud y de reducir en gran medida el peligro de desarrollar ciertos tumores. Sin embargo, cuando hablamos de los niños, surgen muchas dudas y suspicacias sobre su validez.

¿Puede un niño crecer sano y fuerte sin carne? Las necesidades de proteínas de un niño son menos altas de lo que se nos hace pensar: sirve saber que la leche humana contiene menos proteínas que la leche de vaca, y que por este motivo, la leche de vaca no suele administrarse antes de los 12 meses de edad. Hay que considerar que exceso de proteínas animales en el primer año de vida puede causar una acumulación de peso que en la

adolescencia tenga más riesgo de derivar en el temido sobrepeso.

En el caso de elegir una alimentación vegetariana, los padres deberán prestar atención al equilibrio de nutrientes. Es necesario asegurar una ingesta adecuada de proteínas a través de alimentos alternativos, como las legumbres (guisantes, lentejas, garbanzos), huevos, derivados lácteos o frutos secos (junto a una suplementación de vitamina B12, en el caso de los veganos) y consultar al médico para seguir sus recomendaciones.

En cualquier caso, el destete también se puede hacer limitando o excluyendo la carne y el pescado.

Calorías en progresión

¿Cuál es la cantidad de calorías recomendada entre los 6 meses y los 3 años? El requerimiento calórico es de 96 kcal / kg, que entre 4 y 6 años se reduce a 90-80 kcal / kg para alcanzar, alrededor de 10 años, las 70-60 kcal. / kg.

A partir de entonces, no debe olvidarse que el niño debe ingerir cinco porciones de frutas y verduras cada día, para asegurar los nutrientes que necesita.

■ **Pigmentos antioxidantes.** Una buena norma a seguir es tomar siempre alimentos coloridos: **amarillo** y **naranja**, como las mandarinas, los albaricoques, las zanahorias, los pimientos, la calabaza y el maíz (que son ricos en vitamina C, flavonoides, carotenoides, sustancias antioxidantes, anticancerígenas y de protección del sistema cardiocirculatorio); **blancos**, como el ajo, las cebollas, la coliflor, el hinojo, los champiñones, las manzanas, las peras, los puerros, o el apio (así tendrá reservas suficientes en polifenoles, flavonoides, compuestos de azufre, potasio, vitamina C y selenio, minerales).

O **verde**, como los espárragos, las acelgas, las alcachofas, el calabacín, o el kiwi (que aportan carotenoides, magnesio, vitamina C, o ácido fólico).

En la paleta de colores está también el **azul** y el **violeta**, presente en berenjenas, arándanos, moras, ciruelas o repollo morado (cargados de antocianinas, carotenoides, vitamina C, potasio y magnesio); o el rojo, con sandías, fresas, pimientos o tomates.

Las frutas y verduras **rojas** y **azules/moradas** son ricas en antocianinas, que tienen propiedades antiinflamatorias y antiaglutinantes. Junto a su efecto vasodilatador y antioxidante, los hacen perfectos para el sistema cardiovascular. También desempeñan una función protectora en la microcirculación, actúan de forma eficaz contra los radicales libres, y contrarrestan la acción dañina de los cancerígenos con los que entra en contacto.

Además, las **antocianinas** regulan el peso en la primera fase de crecimiento: contribuyen a disminuir los niveles de colesterol y funcionan de manera que las células grasas (los adipocitos) no crezcan, evitando así la formación de masas grasas.

Alimentos: los buenos, los malos

En la lista de los alimentos no recomendables está, sin duda, la **sal**: cubre los sabores y pone en riesgo la salud. Su uso desde una edad temprana aumenta significativamente el riesgo de enfermedad renal, obesidad e hipertensión en los años siguientes. Pero el enemigo número uno es la sal oculta en los productos envasados: en los dulces, por ejemplo, donde la sal realza su sabor (un helado contiene casi la misma cantidad de sal que una lata de atún en aceite). ¿Cómo evitar su uso desmesurado? El **limón** puede ayudar. Puede utilizarse como condimento para sustituir la sal y, después de alcanzar los 2 años de edad, se puede optar por las **especias y hierbas** para enriquecer los platos.

En la balanza de alimentos adecuados para esta primera edad temprana están las **bayas**, ya que a pesar de proporcionar pocas calorías (aproximadamente 30 kcal / 100 g) son una fuente natural rica en fibra, antocianinas y vitamina C, tan importantes para la salud de los dientes, para la elasticidad de la piel, el fortalecimiento del sistema inmunológico, la protección

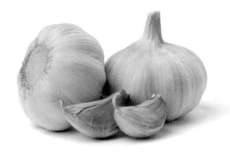

de las células del estrés oxidativo y la reducción de la fatiga.

Para los niños de 9 a 12 meses, las bayas pueden ser parte de una compota o una mermelada, ya que antes del año es mejor evitar las frutas crudas, por resultar alergénicas.

Otro tesoro para la salud es la **naranja** en uno de sus formatos más atractivos: un vaso de naranja recién exprimida. Es un verdadero elixir de buena salud porque es rica en vitamina C y antocianinas, y también por otras 200 sustancias beneficiosas diferentes, incluidas los polifenoles y los flavonoides. Estos contienen **hesperidina**, también conocida como vitamina P, que con sus propiedades antiinflamatorias ayuda a prevenir muchas enfermedades, desde las cardiovasculares hasta la diabetes y el cáncer. No solo eso: el consumo de naranjas también reduce en un 40-50% el riesgo de desarrollar algunos tumores en el sistema digestivo (esófago, boca, faringe y estómago). ¡Bienvenidas sean las naranjas!

Y si estas frutas suelen ser acogidas con alegría, corren menos suerte otras verduras, como el brócoli, que podría erigirse como uno de los símbolos de la resistencia infantil hacia determinados alimentos. En estos casos, una de las estrategias útiles podría ser «disfrazar" algunos sabores en la cocina para que pasen más desapercibidos.

Cualquiera que sea la táctica elegida, es bueno también recordar que, en la mesa del niño, se debe evitar de cualquier forma comer en exceso. El comportamiento adecuado pasa por un desayuno rico y equilibrado, con una contribución del 20% de las calorías, mientras que el almuerzo, en casa o en el comedor escolar, debe garantizar el 35% de las necesidades energéticas diarias, poniendo el 15% del plato en proteínas, el 30% en grasas y el 55% en carbohidratos.

Además del bocadillo de media mañana (que debe proporcionar en torno al 8-10% de la ingesta calórica diaria) el resto de las calorías se deben dividir entre la merienda y la cena, sin olvidar que es mejor optar por alimentos ligeros por la noche para garantizar un buen descanso.

Atención además a la comida basura cuando se coma fuera: hay que prescindir de este tipo de alimentación que, a largo plazo, puede desencadenar obesidad, entre otros peligros para la salud.

Gasolina para la pubertad

Los niños mayores de 13 años necesitan aproximadamente 2,250-2,500 kcal diarias: es la cantidad adecuada para soportar el consumo de calorías requerido por las transformaciones de la pubertad. Se trata de datos genéricos, que no tienen en cuenta ni el sedentarismo ni el sexo (la chicas necesitan entre un 10 y un 15% menos de calorías).

Lo que sí es indiscutible es que en la pubertad y la adolescencia el cuerpo crece a toda velocidad, aumenta la masa corporal y, en consecuencia, la sangre. Por eso siempre a esta edad se requiere de mucho «hierro" para reequilibrar los valores sanguíneos, que evolucionan tan rápidamente.

En el caso de las chicas, son más propensas al riesgo de anemia al estar ya debilitadas por la pérdida de sangre durante las menstruaciones. Para contrarrestar esta carencia, debe optarse por alimentos frescos y renunciar a una dieta inadecuada, demasiado rígida o monótona. Y elegir las lentejas, las frambuesas, las espinacas, los pistachos, la levadura de cerveza, el mijo o la espirulina, que son ricos en hierro.

En los alimentos de origen animal se encuentra el hierro hemo, que nuestro intestino puede absorber directamente (carnes rojas magras, pavos, pollos y pescados como el atún, el bacalao o el salmón) mientras que el hierro no hemo está contenido en cereales y vegetales y su absorción está ligada a la asociación de alimentos ricos en vitamina C o azúcares. Otro factor que puede llevar a un bajo índice de hierro es la falta de ácido fólico, que conduce a una menor absorción.

Dulces, ¿sí o no?

Vía libre al chocolate… aunque la vía sea estrecha. Los estudios recientes han rehabilitado a este alimento que parece tener efectos saludables para

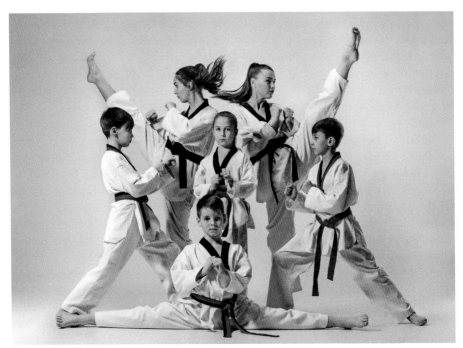

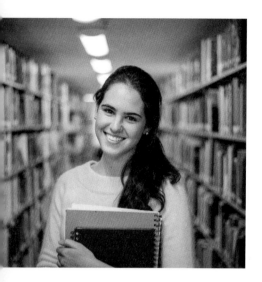

el corazón, si se consume fundido, en cantidades moderadas (no más de un cuadradito o dos al día y sin leche-con alto porcentaje de cacao). Los beneficios están garantizados por la acción antioxidante de los flavonoides contenidos en el cacao y por la teobromina, un alcaloide de la misma familia de cafeína con acción vasodilatadora y cardioestimulante.

En el equipo de los dulces se encuentra también el azúcar de caña, que difiere del tradicional debido a su menor contenido de sacarosa. Presenta además un valor calórico ligeramente más bajo (100 g de azúcar de caña entera aportan 356 kcal en comparación con las 392 kcal del tradicional) y es rico en sales minerales como calcio, fósforo, potasio, zinc, flúor, magnesio y vitaminas A, B1, B2 y C.

Advertencia: no debe confundirse el azúcar de caña con el azúcar de caña en bruto. Este último, más generalizado a nivel comercial, es en realidad similar al azúcar blanco tradicional porque también se ha sometido a un proceso de refinado. Para reconocerlos, es fácil fijarse los cristales que las conforman: el azúcar en bruto tiene cristales uniformes en tamaño y color, mientras que en el integral son irregulares.

Trastornos alimenticios

Los casos de anorexia nerviosa y bulimia aumentan constantemente, especialmente en los adolescentes de entre 14 y 19 años de edad, y cada vez estos trastornos afecta en edades más tempranas. Por eso hay que estar atento a las señales de alarma: los síntomas pueden empezar por un plato que tarda en vaciarse, o que se vacía demasiado rápido, por visitas al baño, nerviosismo a la hora de comer o ganas de hacerlo en soledad. Luego, es visible una pérdida de peso.

Casi todas las chicas (y los chicos, de forma creciente) están en conflicto con su cuerpo en el período de pubertad. Algunos de ellos "toman medias" al respecto y optan por ayunos prolongados o por «atracones" de comida que luego compensan vomitando (es el comportamiento de las crisis bulímicas).

Para detener este proceso de autodestrucción, es importante actuar de manera oportuna y recurrir a centros especializados que cuenten con un equipo de especialistas (psiquiatra, psicólogo, cardiólogo, internista, médico de atención primaria y nutricionista) que colaboren en la recuperación del niño y le devuelvan una imagen correcta y saludable de su cuerpo.

El coste de estos trastornos son muy altos para la salud: La anorexia puede derivar en desnutrición severa, trastorno en el corazón, riñones, hígado, huesos e incluso problemas con el sistema nervioso. La bulimia aumenta las posibilidades de desarrollar obesidad, diabetes y enfermedades cardiovasculares, y tiene graves riesgos de convertirse en una mortalidad temprana en la edad adulta. En cuanto a los problemas emocionales, se caracterizan por estados depresivos, baja autoestima, sentimiento de vergüenza y culpa, tendencia al comportamiento maníaco y dificultad para mantener las relaciones con la familia o los amigos.

EJERCICIO FÍSICO

Para garantizar una buena condición psicofísica en el presente y en el futuro, es muy positivo mover el cuerpo todos los días. Aparcar el automóvil (e ir andando al trabajo o la escuela) o pasear un rato cada tarde puede ser una opción muy saludable para los padres a la hora de dar ejemplo a los más pequeños, más aún si se sustituye por una actividad, juntos, al aire libre y que, además, incorpore el deporte o el juego. De hecho, es recomendable que a estas edades se hagan salidas a lugares abiertos 4 o 5 veces por semana y otros 3 días actividades en grupo.

Y es que el movimiento es una herramienta privilegiada para que cada niño se conozca a sí mismo y al entorno que lo rodea desde los primeros meses de vida. Todo el tiempo que no esté reservado a satisfacer sus funciones principales (dormir, co-

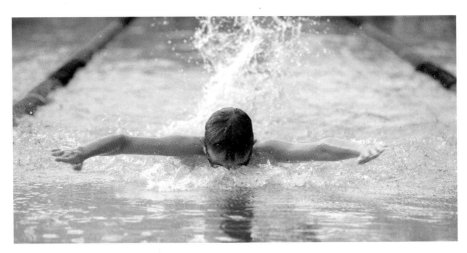

mer, higiene, cuidado) debe dedicarse a jugar. Tocar, apretar, percusionar, girarse, rodar... son actividades que permiten al niño experimentar y autodescubrir su hábitat y a él mismo, desde un punto de vista lógico y emocional. En el juego el niño experimenta autonomía, aunque necesita de estímulos positivos continuos; por eso jugar con otras personas es una manera de excelente de potenciar su crecimiento armónico.

Y aunque la creatividad y el disfrute deben potenciarse, atención con los juegos sendentarios: hay que limitar el tiempo frente a la televisión y los videojuegos, que no se recomiendan antes de los dos años ni en ausencia de adultos.

De la alfombra al rugby

El niño no necesita grandes preparaciones para jugar: en los primeros meses de vida, cualquier espacio es un buen lugar. Una simple alfombra puede convertirse en el mejor terreno para experimentar con movimientos y posiciones, para rodar y arrastrarse.

El agua también es un medio en el que el niño se siente muy a gusto (es un elemento natural que lo lleva a redescubrir las sensaciones de cuando estaba en el vientre de su madre) y que ofrece muchas oportunidades para explorar y crecer. Los 3 años de edad es una buena edad para acudir a clases de **natación**, que lo beneficiarán porque contri-

buirá a potenciar su respiración y a desarrollar su aparato músculo-esquelético.

Por lo que respecta a los juegos en equipo, es importante evaluar a cada niño para saber cuál es su mejor momento de iniciación y a qué grado de complejidad puede estar expuesto, pero por lo general, a partir de los 3-4 años ya está listo para coordina sus movimientos a la vez que interacciona con otros compañeros. Fútbol, vóley o baloncesto en pequeña escala –y sin reglas complicadas ni demasiado espíritu competitivo puesto en juego- pueden ser buenas opciones para comenzar.

Más tarde, hacia los 7 u 8 años, el niño ya está preparado para deportes más concurridos o complejos. Se podrá elegir un juego asimétrico, como el fútbol, que potencia el desarrollo de las extremidades inferiores, u otras como el vóley, el rugby, las artes marciales o el balonmano, que actúan tanto en piernas como en el tronco superior.

Aunque es importante apoyar las inclinaciones de cualquier niño, si este opta por actividades no simétricas, será necesario combinarlas con actividades más organizadas, como gimnasia o natación, para evitar los desequilibrios estructurales. Una vez garantizada una actividad deportiva que demanda todo el cuerpo, hay libertad para elegir cualquier otro deporte por el que tenga preferencia.

Autoestima y agresividad

No hay que olvidar que entre los deportes están aquellos que promueven la autoestima y contribuyen a desarrollar el equilibrio (como el ciclismo, la danza o el patinaje), otros que estimulan el intelecto y la táctica (como el tenis y el esgrima), o que ofrecen la oportunidad de estar en contacto con la naturaleza (como el esquí alpino o la equitación).

Otros deportes, como las artes marciales, ponen en contacto al niño con su agresividad. A veces son vistas con recelo por algunos padres, pero en realidad son actividades que enseñan al pequeño a conocer su rabia y a cómo controlarla.

De hecho, el espíritu combativo no es negativo, si se introduce con las formas y los tiempos adecuados (no antes de 8-10 años) para que se convierta en un estímulo para el crecimiento. La competitividad traduce algunas necesidades infantiles completamente naturales, vinculadas a la agresión, la autoafirmación y la interacción con los demás, convirtiéndose así en un factor de compensación, equilibrio y liberación si se experimenta en un contexto organizado, administrado por un instructor capacitado y sin que los padres ejerzan presión de ningún tipo.

Por lo que respecta a los espacios de práctica, en los últimos años se han extendido el uso de los gimnasios como lugares alternativos a los lugares al aire libre. Sin embargo, es mejor que un adolescente no inicie un entrenamiento con máquinas y pesas antes de la edad de 14 a 16 años: para evitar desequilibrios estructurales es mejor que fortalezca su musculatura con una práctica deportiva más completa y lúdica.

Una intensidad para cada edad

A los 4 años de edad los niños están inscritos en 2 o 3 lecciones como tenis, piscina, baile o fútbol y básquet; a los 7 años, ya se han introducido actividades competitivas con al menos 3 entrenamientos semanales y juegos los fines de semana; pero a los 13-14 años… a veces no se despegan del sofá. El móvil y los videojuegos los atrapan en el sedentarismo.

Muchos de estos adolescentes abandonan el ejercicio físico regular empujados por el estudio (se calcula que un tercio de los niños dejan el entrenamiento regular): a veces porque la demandas académicas son muy exigentes y en otras ocasiones porque encuentran dificultades que encuentran a nivel social para relacionarse con compañeros de clase o con figuras de autoridad.

En estos casos es recomendable apoyarlos y estimularlos para que encuentren una motivación que tenga la fuerza para sacarlos de casa. De hecho, puede ser una buena oportunidad para descubrir nuevos intereses que remplacen a las actividades anteriores, incapaces ya de llamarles la atención.

CUIDADOS PREVENTIVOS

La clave está en la prevención: para garantizar una buena salud en esta edad temprana, se debe realizar un esfuerzo de equipo. Lo importante (sobre todo en los primeros años de vida) es que los padres estén informados y actualizados, listos para detectar cualquier anomalía o señal de alarma. La atención está puesta completamente en el niño y sus necesidades.

También es fundamental elegir un especialista serio, un pediatra preparado que inspire confianza. Será quien indique los métodos preventivos más adecuados, y los exámenes y las pruebas que se requieran. La periodicidad de los chequeos acostumbra a ser trimestral a partir de los 12 meses; después será el médico quien defina cuando realizar las pruebas, en función de las características específicas del niño.

Con todo, la primera y más importante forma de prevención sigue siendo una dieta equilibrada, un estilo de vida saludable, activo tanto desde el punto de vista físico como mental, y la adopción de la higiene adecuada.

Naturalmente, se intentarán eliminar del entorno aquellos estímulos que perjudiquen su salud, como el tabaco: los niños que fuman pasivamente son más proclives a sufrir infecciones de oído y enfermedades respiratorias, y los hijos de madres fumadoras corren hasta un 70% más de riesgo de contraer enfermedades del tracto respiratorio inferior. La madre también deberá mantenerse lejos del alcohol, pues ya desde el embarazo el alcoholismo fetal es capaz de cambiar la composición genética del niño y causarle defectos graves de nacimiento.

Y es que tanto el feto como el niño en edad de lactancia beben el alcohol que ingiere la madre, pero son incapaces de metabolizarlo (esa habilidad está completamente desarrollada solo alrededor del 20-21 años). Si se anticipa su consumo pueden producirse importantes daños al hígado y al cerebro, y crear una predisposición a desarrollar alcoholismo en un futuro.

Ojos y dientes: mirar y masticar

Aunque parezca precoz, las primeras revisiones de la vista deben hacerse meses después del nacimiento. Para un niño que no ha presentado ningún problema particular al momento del nacimiento, la primera visita al oftalmólogo se recomienda a la edad de un año. Se comprobará entonces si existe alguna alteración en la anatomía, motilidad ocular o transparencia de la córnea y cristalino, anomalías que, si se reconocen a tiempo y se tratan adecuadamente, se pueden superar sin dejar un déficit. Si no se encontraron irregularidades en la primera vez, la próxima visita con el oftalmólogo deberá ser a la edad de entre 3 y 4 años.

En cuanto a la salud bucal, también es importante prestar atención desde muy pronto a los hábitos higiénicos: proporcionar una limpieza delicada

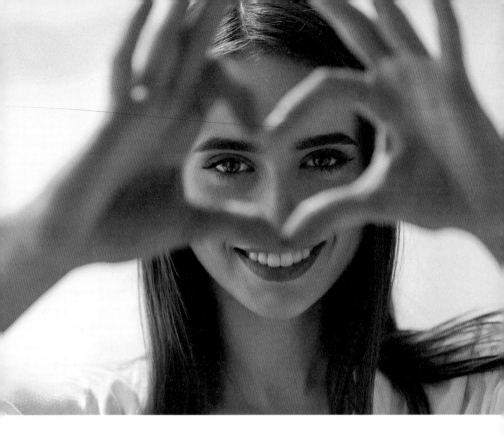

de las encías, aún sin dientes (a través de una gasa humedecida con detergentes especiales) ayuda a garantizar el bienestar de la cavidad oral y de los dientes permanentes que surjan años más tarde.

Cuando aparecen los primeros dientes —a partir de los 6 años— empieza la necesidad de usar el cepillo de dientes, 2 o 3 veces al día, y el hilo dental. Además, se recomienda visitar periódicamente al dentista, cada 12 meses en promedio, para impedir futuras complicaciones (como las tan temidas extracciones) y para prevenir cualquier trastorno, como por ejemplo la aparición de una mala oclusión.

También de modo preventivo hay que esquivar los dulces, chicles y bebidas azucaradas. Y reforzar el consumo de frutas cítricas y las frutas con alto contenido en vitamina C, como la piña y el kiwi, ya que son amigos de la boca porque evitan el peligro de trastornos gingivales. El apio o el hinojo crujiente también serán buenas opciones, así como las manzanas, que, además de su alto contenido en fibra masajea nuestras encías manteniéndolas saludables.

Años más tarde, en la adolescencia, no deben descuidarse las visitas periódicas al oculista ni al dentista. Además, y en contra de lo que se suele pensar, las consultas al pediatra deben continuar para que el especialista ayude a enfrentar los problemas y dudas que surjan en la pubertad y después del inicio de la fase adolescente.

Mientras que en la infancia se suele acudir al pediatra especialmente para enfermedades exantemáticas, vacunas y control auditivo, después de los 13 años la observación pondrá énfasis en el colesterol, la depresión y las enfermedades de transmisión sexual. Si no hay problemas particulares con respecto al peso y el colesterol, desde los 13 a los 14 años sería bueno controlar los lípidos en la sangre y los valores de HLD y LDL. La transformación de las costumbres sexuales y el consumo generalizado de alcohol y drogas también sugieren que, a partir de los 16 años, se realicen pruebas periódicas del VIH.

Vacunas

Aunque determinadas estadísticas muestran la eficacia y seguridad de las vacunas, dicha seguridad va acompañada de unas normas básicas de higiene en los países que padecen pandemias y vacunaciones masivas. Por diversos motivos, las vacunas no han logrado ganarse la confianza de todos los padres. A pesar de que se citan como éxito el fin de la viruela o la poliomielitis, y de que han salvado miles de personas, hay, a día hoy, no pocos reparos.

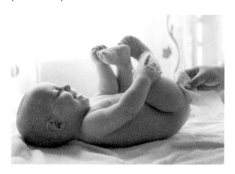

Se dice que «no hay vacunas obligatorias». Pero con todo, en España existen de facto vacunas obligatorias en la infancia, contra enfermedades como poliomielitis, difteria-tétanos-tosferina, varicela, hepatitis B, sarampión-rubéola-parotiditis, *Haemophilus influenzae* tipo B (virus que puede degenerar en meningitis), o enfermedad meningocócica C.

A los 12 años se recomienda la vacuna contra Virus del Papiloma Humano (VPH), una variedad de virus de transmisión sexual que ataca preferiblemente las membranas mucosas de la cavidad oral, el ano y el aparato genital. Este virus afecta a más del 80% de los hombres y mujeres sexualmente activos en algún momento de sus vidas, aunque en la mayoría de casos no dan síntoma alguno. En algunos países estas vacunas se ofrecen como parte del calendario nacional a las niñas adolescentes, aunque cada vez más expertos sugieren que los niños también deberían vacunarse.

Revisión genital

En el capítulo de las revisiones preventivas que deben iniciarse durante la adolescencia está también la destinada a combatir los tumores de testículos. Si bien tienen una baja incidencia, representan una de las primeras causas de mortalidad por patología neoplásica en jóvenes. Para detectarlos a tiempo, los controles médicos periódicos deberán ir acompañados de un autoexamen que el chico podrá

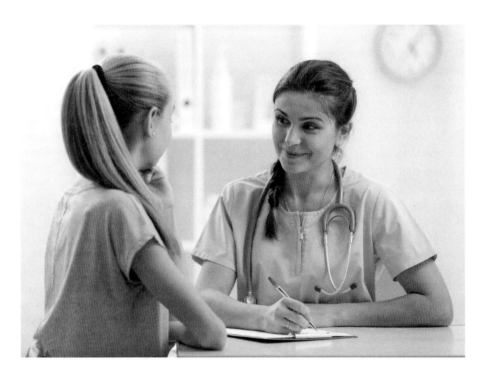

realizar de forma autónoma a partir de los 15 años.

Al autoexamen se le deberán dedicar solo 5 minutos, mejor después de una ducha o un baño caliente, cuando los tejidos de la bolsa escrotal estén relajados. Lo ideal es pararse frente a un espejo, para poder observar mejor toda el área pélvica y ver cualquier hinchazón. Después de un examen visual inicial, se pasa el autoexamen real, palpando cada testículo con ambas manos, colocando los dedos índice y medio en el área inferior.

A través de un movimiento giratorio, ambos testículos se examinan cuidadosamente, prestando atención a la sensación que produce el tacto,

ya que no se debe sentir dolor. La situación es más grave en el caso de hinchazón dura del testículo, pérdida de volumen o sensación de peso en el escroto. En esos casos, y ante cualquier duda, se debe acudir rápidamente al especialista.

Al ginecólogo por primera vez
No hay una edad predefinida para realizar un examen ginecológico, pero es recomendable que sea antes del inicio de la actividad sexual. En caso de no tener relaciones íntimas, la primera visita debería ser cuando la adolescente ya está desarrollada completamente, es decir, entre los 16 y los 18 años.

En la consulta, la revisión consiste generalmente (en ausencia de problemas específicos) de la observación de los genitales externos, la toma de una muestra para el examen bacteriológico y la inspección de la pared interna de la vagina y del cuello uterino gracias a la introducción de un instrumento médico llamado espéculo. En el caso de no ser virgen, el ginecólogo usará un espéculo especial para no dañar el himen.

La periodicidad de las visitas posteriores las marcará el ginecólogo, aunque en caso de optar por la toma de la pastilla anticonceptiva, es preferible que las revisiones sean anuales. Además de consultar los métodos más adecuados para prevenir el embarazo, la adolescente podrá informarse sobre todo lo relativo a su ciclo menstrual. A menudo la menstruación viene acompañada de síntomas no deseables (dismenorrea), que pueden tratarse para que desaparezcan. Suelen ser: dolor de cabeza, náuseas y calambres. Estas molestias se pueden eliminar gracias a la ayuda de medicamentos específicos, pero también si se eligen los alimentos indicados: durante los días del ciclo será bueno optar por el consumo de pescado azul, ya que, gracias a su omega-3, ayuda a reducir la intensidad de los cólicos menstruales; además se tratarán de evitar las grasas, las sales, los productos lácteos, el alcohol y el café. Todos ellos reducen la absorción de magnesio, un nutriente que alivia los calambres y los espasmos en los días más molestos.

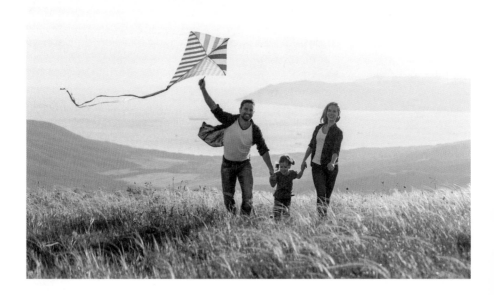

LO MÁS IMPORTANTE

Hábitos saludables

■ En la niñez, los padres deberán ser ejemplo de dieta saludable y vida en movimiento. Estimularán el ejercicio, la creatividad y el desarrollo equilibrado del niño.

■ En la adolescencia se deberán adquirir las herramientas necesarias desarrollar resiliencia y para saber enfrentar dificultades y encajar frustraciones. La atención estará puesta en la prevención de costumbres nocivas como el tabaco, el alcohol y las drogas; así como en las primeras experiencias sexuales.

Alimentación

Requisito de calorías:

■ Primer mes 115 kcal / kg;

■ 2-3 meses 110 kcal / kg;

■ 6 meses-3 años 96 kcal / kg;

■ 4-6 años 90-80 kcal / kg;

■ 10-12 años 70-60 kcal / kg.

■ A partir de los 12/13 años, serán indicados 2,000-2,250 kcal / día; 2.250-2.500 kcal / día en el caso de los hombres; y 1,800-2,000 kcal / día; 2,000-2,200 kcal / día para las mujeres.

Es importante una dieta variada y equilibrada, con 5 porciones al día de frutas y verduras y un buen suministro de calcio y hierro. Atención al comportamiento anormal con las comidas, posible indicio de trastorno alimenticio.

Ejercicio físico

■ Primeros meses: motilidad y experimentos acuáticos.

■ 3-4 años: juego-deporte y natación.

■ En edad escolar: comienzo de una práctica deportiva equilibrada para un desarrollo óptimo. Baloncesto, voleibol, artes marciales o natación.

■ Adolescentes: actividad física al menos 4-5 días a la semana, 3 de los cuales están dedicados a un deporte de equipo.

Cuidados preventivos

■ Visitas periódicas cada 3 meses a partir de los 12 meses de edad (después la periodicidad de las visitas las marcará el médico).

■ Control ocular y dental.

■ Prevención de enfermedades acorde con la edad.

■ Adolescentes: Revisión médica anual y examen ocular y dental. Ellos deberán iniciar el autoexamen testicular y ellas acudirán a su primera visita ginecológica y se vacunarán para prevenir el Virus del Papiloma Humano.

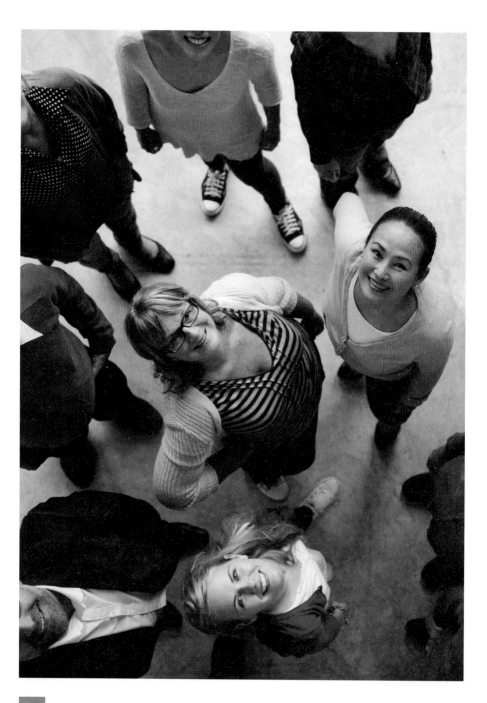

22-45 Edad adulta

La entrada en la edad adulta no es igual para todos: algunos salen de casa de forma temprana, impulsados por los estudios o por trabajo, aunque otros tardan más ya sea por tener un carácter más apegado o bien por tener menores oportunidades económicas para hacerlo. De cualquier forma, la adultez llega un día, y entonces el adolescente crece al verse solo a la hora de hacer la compra, de planificar sus jornadas y, en suma, de cuidar de sí mismos. Es el momento de enfrentar nuevas rutinas y de cultivar los buenos hábitos para construir una vida saludable.

HÁBITOS SALUDABLES

La edad adulta es un momento intenso de cambios y desafíos, lleno de incentivos y responsabilidades: una excelente oportunidad para comprobar la eficacia de los propios hábitos y de sustituirlos si es necesario. En esta época generalmente se materializan metas laborales y personales, dando vida, en algunos casos, a una familia propia.

Con la llegada de un niño la vida de los nuevos padres y madres cambia radicalmente. Los hábitos, los ritmos y los estilos de vida se modifican por completo, empezando por las noches en blanco o el estrés de las nuevas responsabilidades. Pero un hijo no solo trae consigo estos movimientos: cambia también la salud.

La maternidad viene acompañada de numerosos cambios para el físico de las mujeres. Se inflaman las encías, el vello se hace más abundante, pueden aparecer hemorroides, etc. Muchas de ellas (ya sea durante el período de embarazo o en la lactancia posterior) experimentan cambios también en su visión ya que el grosor de la córnea se modifica debido a la acción de las hormonas. En concreto, el aumento de estrógeno y progesterona provoca un engrosamiento corneal y, por lo tanto, el inicio de la miopía. Se trata, sin embargo, de una perturbación transitoria: con el tiempo, normalmente se recupera por completo la capacidad visual original.

Pero no todo son consecuencias indeseables, ya que la mujer experimenta en el embarazo un menor riesgo de enfermedades como la osteoporosis, el cáncer de mama o de ovario.

Con todo, como el resto de la población, no debe descuidar la prevención basada en los buenos hábitos, también en lo que se refiere a las relaciones sexuales. En términos generales existe más acceso a la información en este ámbito, pero en la sociedad sigue

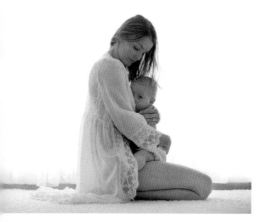

reinando la confusión. Los mensajes erróneos o imprecisos que se difunden debilitan la eficacia de la educación sexual dejando el campo libre para la propagación de enfermedades venéreas, como el virus del papiloma, la clamidia o la gonorrea, la sífilis y el SIDA.

Por eso son clave las revisiones periódicas, sobre todo si tenemos en cuenta que muchas de estas enfermedades son asintomáticas en su fase inicial, mientras que, si se las descuida, pueden provocar daños muy graves, como ocurre, por ejemplo, con la inferencia de clamidia o gonorrea: si se extienden por todo el aparato genital pueden llegar a causar la esterilidad, entre otras cosas.

A pesar de que es una edad para tener un nivel de educación sexual sólida, un tercio de la personas, aproximadamente. olvidan el uso del preservativo en relaciones causales o esporádicas, lo que ha llevado a un incremento de las enfermedades sexuales, sobre todo a partir de la tercera década de vida.

Despegue laboral

Entre los 22 y los 50 años es la edad en que, a menudo en nuestra sociedad, la persona se inicia y se desarrolla en el mundo laboral. El trabajo es una forma de realización personal así como profesional y económica, aunque muchas veces la ambición puede resultar nociva: aquellos que trabajan sin descanso, sacrificando su vida privada, pueden dañar su salud mental y física y su desempeño laboral.

No son pocos en la actualidad las formas excesivas de trabajo (el trabajo patológico o la adicción al trabajo), debido a una dependencia real que tiende a aumentar el estrés de la mente y el cuerpo. Se realizan las obligaciones de forma obsesiva y compulsiva, y el único resultado que se logra obtener es la disminución del rendimiento, con la consiguiente frustración, debido a la dispersión de energía. Es peligroso también el modo de compensación de ese estrés laboral, del que muchos intentan alejarse a través de las trampas del alcohol o las dietas excesivas.

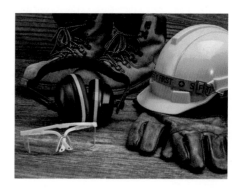

ALIMENTACIÓN

¿Qué significa comer bien? En la edad adulta nos deberemos plantear esta pregunta y actuar en consecuencia. El primer paso para una comida saludable y en equilibrio es informarnos sobre las propiedades y los beneficios de los alimentos, para ponerlo en práctica a la hora de elaborar la lista de la compra.

En la tienda o el supermercado, además de fijarnos en las etiquetas de los productos y tener preferencia por aquellos de procedencia bio, intentaremos llenar la cesta de carnes magras, pescado, cereales y legumbres, frutas y verduras, y algunos lácteos. Con respecto a la carne (para los no-vegetarianos), es preferible favorecer la producción local y evitar los provenientes de la agricultura intensiva: en Europa está prohibido usar hormonas y anabólicos para engordar los animales y así maximizar el beneficio, pero hay que tener en cuenta que la situación del ganado en las granjas y el régimen de alimentación forzada al que están sujetos requiere el uso de antibióticos y otras drogas para que lleguen aptos al momento de su consumo.

Una buena alternativa a la carne es el pescado, fuente de proteína común de la dieta mediterránea. Además de digerirse fácilmente, el pescado es rico en minerales y vitaminas y, debido a su precioso contenido de omega-3, contribuye a bajar el nivel de colesterol y produce efectos beneficiosos para el corazón.

A pesar de estas ventajas, también hay que observar con detenimiento la procedencia y el estado del pescado que llevamos a nuestro plato: la contaminación de mares y ríos es absorbido por la carne del pescado, que en los últimos años presenta un alto índice de contenido en mercurio (y que, en nuestro organismo, puede llegar a dañar el sistema nervioso).

Pescado pequeño, gallinas naturales

Para llegar a la ración recomendada de consumo de pescado (de una a tres veces por semana), se puede optar por peces más pequeños, como anchoas, sardinas, lubina y trucha, y evitar el atún o el pez espada, que absorben más contaminantes. Además, las mujeres embarazadas y los niños, que tiene mayor riesgo de intoxicación por mercurio, no deben consumir tiburón ni atún de grandes dimensiones. Para escapar de las sustancias tóxicas o parásitos (como la salmonela por ejemplo, que podría llegar a matar al feto), hay que despedirse del pescado crudo, sobre todo si se desconoce de dónde viene. También convendrá cocer bien cada pieza, ya que el calor se encarga de eliminar a gérmenes y bacterias.

Si continuamos con los alimentos proteicos, debemos mencionar a los huevos: a pesar de las campañas de información de los últimos años que han llamado la atención sobre los huevos y sus técnicas de reproduc-

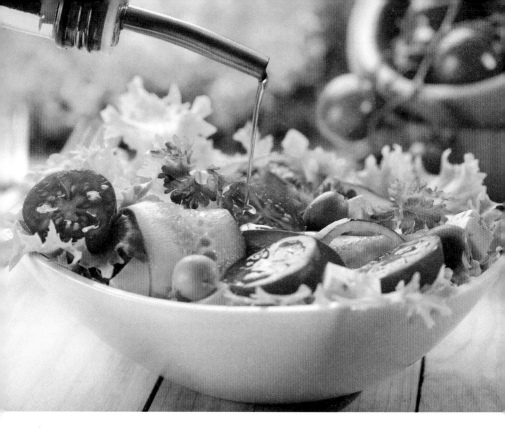

ción, todavía existe una ambigüedad sobre cómo se obtienen.

Para asegurarse de comprar huevos de gallinas criadas libremente al aire libre, disfrutando de la luz natural del sol y picoteando los mejores alimentos, hay que fijarse en la cáscara del huevo. En su superficie hay un número, cuyo primer dígito, si es el cero, indica que procede de producción ecológica. Es decir, que las gallinas se han criado al aire libre y que su alimentación se realiza con pienso procedente de la agricultura ecológica. Estos huevos son más sanos, más ricos en vitaminas y con menos colesterol.

La dosis proteica diaria

Una excelente fuente alternativa de proteína son las legumbres: los guisantes, judías, garbanzos, habas o lentejas son los alimentos ideales para cumplir con el requerimiento diario de proteínas que necesitan los adultos. Este porcentajes de 0,83 gramos por kilo de peso corporal, con la excepción de las mujeres embarazadas para quienes ya a partir del segundo trimestre de gestación, se recomienda comer diariamente 1,5-2 gramos de proteínas por kilo de peso corporal.

Los altramuces contienen aproximadamente un 44% de proteína en promedio, mientras que los garbanzos llegan al 18%. Además, los garbanzos aseguran un buen suministro de fibra, vitaminas como C, E y las del grupo B, y contienen minerales como potasio, magnesio y fósforo. También aportan buena cantidad de ácidos grasos poliinsaturados y saponinas, útiles para disminuir los niveles de colesterol y triglicéridos en la sangre.

Para completar la cantidad de proteínas necesaria cada día, lo ideal sería tomar el 50% de fuentes animales y la parte restante a través de alimentos vegetales, para no exceder la grasa.

Uno de los complementos más saludables para combinar con las legumbres son los cereales (espelta, trigo, cebada, arroz integral, centeno, amaranto) ya que la mezcla de ambos es capaz de prevenir enfermedades crónicas, cánceres como el de colon, y patologías cardiovasculares. Sin embargo, aunque los granos son muy recomendables, no hay que excederse: es bueno limitarse a 2-3 porciones al día de 80 gramos cada una (peso bruto). Sería preferible también evitar las harinas blancas, presentes en bocadillos o en bollería industrial, y los productos envasados, que suelen llevar un exceso de grasa y sal añadidos.

Fresco y moderado

Según las recomendaciones de la OMS, para alimentarse de forma sana hay que comer 5 porciones al día de frutas y verduras. Indicativamente, las porciones diarias para una salud completa pueden estar compuestas de una fruta mediana, un plato de ensalada, un plato de verduras cocidas o crudas, una taza de ensalada de fruta, un vaso de jugo de fruta. Al menos, 800 g en total.

Además, es aconsejable reducir al mínimo el consumo de alimentos animales. Y no excederse con los productos lácteos, para los cuales el consumo recomendado es una vez al día en forma de yogur o de queso bajo en grasa. También hay que favorecer el consumo de aceite de oliva virgen extra (3 cucharaditas al día) y los aceites de frutos secos. Por lo que respecta a la mantequilla, se puede usar en la mesa, no más de 3 veces por semana, siempre que sea de buena calidad. En cuanto a los líquidos, preferiremos los jugos de frutas recién exprimidos, o bien por un buen vaso de agua, el método de hidratación por antonomasia.

La fertilidad en la mesa

Un estilo de vida incorrecto es una de las causas principales del incremento de los casos de infertilidad en la actualidad: el estrés, la contaminación, y el abuso del alcohol y el tabaco condicionan esta situación y juegan en contra.

Para prevenir estos casos y para aumentar las posibilidades de concepción, la alimentación puede desarrollar un papel clave: En primer lugar, porque ayuda a regular el peso y mantener lejos la obesidad, que puede crear grandes obstáculos, especialmente para los hombres (pues traen problemas de erección y pérdida de la libido), pero también para las mujeres porque tiene el efecto de reducir a la mitad la ovulación, además de complicar todo el proceso de gestación y parto. El caso contrario también dificulta la concepción, porque tener un peso muy bajo afecta negativamente a las posibilidades de ovulación.

Por eso es aconsejable seguir una dieta equilibrada, completa y rica en antioxidantes, y que se combine con actividad física moderada pero constante, y un estilo de vida saludable. Para las mujeres, la dieta ideal debería incluir una dosis adicional de hierro, que se obtenga en particular de la leche y las verduras, con un buen suministro de vitaminas provenientes de frutas y verduras frescas. Antes de la concepción es aconsejable también, para evitar problemas con el feto, aumentar la cantidad de folatos.

El folato es una familia de protovitaminas que, actuando en la síntesis de ácidos nucleicos, desempeña un papel fundamental para el crecimiento y la reproducción celular.

¿En qué alimentos se encuentran? En las verduras, hay que buscarlo en espárragos, brócoli, alcachofas, coles de Bruselas y coliflores: todos ellos garantizan un buen suministro, con

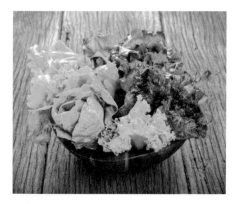

un promedio de 100-300 mcg / 100 g. Entre las otras hortalizas, son ricas en folato las remolachas, las legumbres, la escarola, la lechuga, los tomates cherry, la rúcula y o las espinacas. Y en las frutas, está en las naranjas, las clementinas, los aguacates, los kiwis y también en frutos secos como nueces, almendras y avellanas.

Cada día nuestro cuerpo requiere un promedio de 200 mcg de ácido fólico. En el caso de las mujeres embarazadas, esta proporción se duplica hasta los 400 mcg ya que durante el embarazo el folato contribuye a preservar la salud del paciente (su actividad anti-anémica es beneficiosa) así como el bienestar del feto. Evita la aparición de malformaciones, como la espina bífida.

Para lograr estos índices de folato es suficiente llevar una dieta variada y equilibrada rica en alimentos vegetales, que estén preferiblemente crudos y frescos. Es preferible por tres razones: uno, porque la cocción destruye del 50 al 95% del ácido fólico presente en los alimentos; dos, porque la exposición a la luz solar de algunos alimentos (como por ejemplo, la vitamina C) empobrece su preciosa carga de ácido fólico y otras vitaminas; y tres, porque en el líquido de la cocción algunas moléculas solubles en agua también podrían sufrir la pérdida de sus nutrientes.

Hay que tener en cuenta también que otras condiciones, como la celiaquía, o el hábito de fumar y beber, inhiben el metabolismo del ácido fólico y dificultan a nuestro cuerpo su absorción.

Salud de hierro

La probabilidad de tener anemia aumenta con los años. La anemia más frecuente es la anemia ferropénica, es decir, la que está causada por deficiencia de hierro, y que es más común en mujeres en edad fértil, debido a la pérdida de sangre por la menstruación. También es muy común durante el embarazo y la lactancia, pues aumentan las necesidades de hierro.

Para prevenir este déficit resultarán útiles estos consejos:

■ Asociar los alimentos ricos en hierro con alimentos cargados de vitamina C, como cítricos, repollo, pimientos, rúcula y lechuga. Todos ellos pueden aumentar su absorción hasta 6 veces.
■ Evitar combinar los alimentos ricos en hierro con la leche y sus derivados, y en general con aquéllos que contengan calcio.
■ Remojar los vegetales antes de cocinarlos.
■ No consumir café, té o chocolate inmediatamente después de las comidas ricas en hierro porque los taninos que se encuentran en estas bebidas inhiben su absorción.
■ Condimentar la carne y el pescado con hierbas aromáticas, ya que estimulan las secreciones del estómago, mejorando así la absorción de hierro.

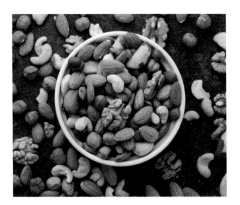

EJERCICIO FÍSICO

Por semana, se deben practicar al menos 150 minutos de actividad aeróbica moderada o 75 minutos de actividad vigorosa aeróbica. Éstas son las directrices de la OMS, que califica como «mínimos»: entre los compromisos diarios que debemos cumplir, deberemos encontrar el momento para alcanzar y, hasta superar, estas indicaciones, que idealmente se deberían duplicar. El objetivo de ejercicio aeróbico semanal tendría que ser de 300 minutos a intensidad moderada o 150 minutos de ejercicios de alta intensidad, para lograr mayores beneficios.

Después de alcanzar la treintena es bueno anticipar una breve sesión de estiramientos para evitar que los movimientos bruscos puedan conducir a desgarros o tensiones musculares.

El esfuerzo no caerá en soto roto y será gratificante ver cómo estas rutinas alivian nuestro estrés cotidiano y mejoran la capacidad cardiorespiratoria y el bienestar metabólico. Además, nos protege de la diabetes y la obesidad, y ayuda a prevenir algunas formas de cáncer, la ansiedad y la depresión. El deporte nos pone en forma y de buen humor.

Avituallamiento para deportistas
Durante la práctica es importante saber qué necesita el cuerpo. Y conocer cuánto y qué beber es fundamental, ya que incluso un 2% menos de hidratación implica una reducción del 20% de la energía física. ¿Y qué líquido es más recomendable? No hay nada mejor, ni que garantice a nuestro cuerpo mejor hidratación que el agua.

Y si durante el día uno debe completar la cantidad total de 1,5-2 litros de agua (preferiblemente lejos de las comidas), en la sesión de entrenamiento la solución ideal sería beber 330-540 ml antes del inicio de la sesión de ejercicio y 500 ml inmediatamente después para enfriar los órganos y rehidratar el cuerpo.

Junto con la hidratación, el cuerpo necesita otro tipo de combustible para el ejercicio físico. Los deportistas de resistencia requieren de grasas, que son abundantes en el organismo. Pero para el entrenamiento anaeróbico (ciclistas, futbolistas, esquiadores), el metabolismo tiene una gran demanda de azúcares, que se encuentran contenidos en los músculos y en el hígado.

Por este motivo es importante seguir una dieta adecuada con refrigerios ligeros pero altos en azúcar antes o durante la actividad y garantizar un suministro de nutrientes dividido en 60% de carbohidratos, 25% de grasa y 15% de proteína.

En la mesa de este tipo de deportistas habrá pasta, arroz, pan, muesli, verduras, frutas frescas, frutos secos… si quiere evitarse el riesgo hipoglucemia, cuyos síntomas son: cansancio, náuseas, dolor de cabeza y entumecimiento.

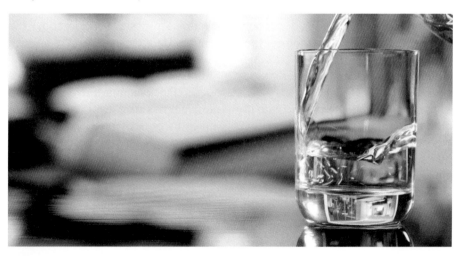

¿Aeróbico o anaeróbico?

El **ejercicio aeróbico** se basa en el desarrollo de actividades con menor intensidad que las realizadas en el ejercicio anaeróbico, pero que se llevan a cabo durante periodos de tiempo más largos. El objetivo de estas actividades (como andar, correr, jugar al tenis, nadar y montar en bicicleta) es conseguir mayor resistencia y para obtener la energía necesaria es preciso quemar hidratos y grasas: como el cuerpo necesita oxígeno, se pone en marcha el metabolismo aeróbico.

Durante los primeros 15 minutos de ejercicio aeróbico, el cuerpo quema hidratos de carbono; después va a buscar la reserva de lípidos. Por eso estos aeróbicos son ideales para quemar grasa acumulada y mantenerse en forma. Eso sí, hay que tener en cuenta algunos límites porque cuando se supera el umbral aeróbico, los músculos empiezan a acumular ácido láctico y el cuerpo activa el metabolismo anaeróbico.

Para calcular la intensidad adecuada del ejercicio aeróbico se miden las pulsaciones cardiacas por minuto. El máximo número de pulsaciones por minuto (NPM) que se consideran seguras para un corazón sano se calcula empleando una constante de 220 (en el caso de los hombres) y 210 (para las mujeres), a la que se le resta la edad del sujeto. Por ejemplo, en el caso de una mujer de 45 años, su NPM sería 210-45 = 165.

De acuerdo a estos parámetros, se considera que un ejercicio aeróbico es suave cuando se alcanzan entre el 55% y el 60% de NPM, moderado si llega al 60%-75%, y fuerte al realizado entre 75% y 85%. Si se sobrepasa el 85% se considera que el ejercicio ejecutado tiene un importante componente anaeróbico. El ejercicio que consigue mayores beneficios es justamente el ejercicio aeróbico moderado.

Los **ejercicios anaeróbicos**, por su parte, demandan un gran esfuerzo concentrado en pocos segundos. Así ocurre con las carreras de velocidad, el lanzamiento de discos o el levantamiento de pesas. En el momento de la realización, el cuerpo requiere de una cantidad muy alta de energía, que proporcionan los azúcares presentes en los músculos, en el hígado y los riñones, y las proteínas (una ingesta diaria alta de proteínas equivale al menos a 1 gramo por kilo de peso).

Antes de comenzar el entrenamiento anaeróbico se recomienda realizar un calentamiento aeróbico y algunos estiramientos para evitar lesiones. De hecho, para un ejercicio equilibrado, la mejor opción sería practicar actividades aeróbicas y anaeróbicas, alternando o prefiriendo deportes que combinen los dos tipos de entrenamiento, como numerosos deportes de equipo, ya sean el baloncesto, el futbol, el voleibol, o el hockey. Los principiantes deberán introducirse en su práctica de manera progresiva.

CUIDADOS PREVENTIVOS

Estadísticamente, los hombres con edades comprendidas entre los 20 y los 40 años son más proclives a desarrollar enfermedades porque, precisamente son los que con menos probabilidad visitan al médico para revisiones periódicas. Si además llevan una vida sedentaria sin rastro de actividad física, consumen alcohol, fuman y llevan una dieta desequilibrada, los riesgos aumentan exponencialmente.

Uno de los aspectos que no deben descuidar los hombres en su edad adulta es el control de su aparato genital, ya que de esta manera podrían verificar anomalías y eventuales casos de infertilidad. Las visitas al especialista deberían repetirse cada año o 2, para garantizar su propia salud y la de su pareja.

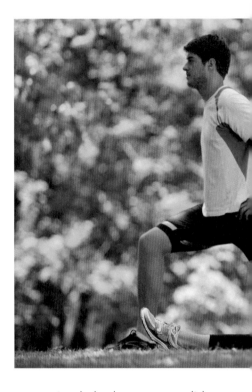

Las mujeres, por su parte, tampoco deberían descuidarse. Entre 20 y 40 años, la prevención adecuada incluye la exploración ginecológica una vez al año, con ecografía transvaginal, así como exámenes clínicos para el control del pecho (además de la autopalpación periódica de las mamas).

Guía de la auto palpación

¿Cómo deben ser estas autoexploraciones? Es recomendable realizarla al menos una vez al mes, aproximadamente una semana después del final del ciclo, cuando el seno está menos dolorido y turgente. Primero la mujer debe colocarse frente a un espejo y, manteniendo los brazos extendidos a los costados, observar ambos pechos para detectar si existe alguna alteración en el contorno, alguna la hinchazón, retracción de la piel o si la forma de los pezones o la arola presenta una forma inusual.

A continuación, deberá repetir la rutina, pero esta vez con los brazos bien levantados para tener visible el área axilar. Luego, acostándose con una almohada debajo del hombro izquierdo, colocará la mano izquierda debajo de la nuca. Con esta postura los senos se aplanan y el tejido se distribuye de forma uniforme sobre el pecho; entonces deberá presionar

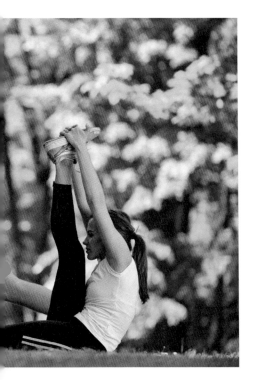

suavemente el seno izquierdo con los dedos extendidos de la mano derecha, describiendo movimientos circulares para detectar cualquier nódulo o bulto extraño. Repetirá la misma maniobra en el seno derecho.

Finalmente, y como última comprobación, deberá apretar suavemente los pezones entre los dedos para detectar posibles derrames de líquido o sangre, utilizando un pañuelo para notar las secreciones por pequeñas que sean. Después del reconocimiento deberá consultarse con el médico especialista ante cualquier anomalía.

Hay que destacar que, después de los 40 años, además de la visita gine-cológica anual y la prueba de Papanicolaou, las mujeres deberán hacerse su primera mamografía que, si no presenta irregularidades, se repetirá una vez cada 2 años para prevenir el cáncer de mama.

Pero antes, a partir de 30 años, las mujeres deberán prevenir también la salud de su cuello uterino: al menos una vez cada cinco años es aconsejable pasar por la prueba VPH, una herramienta de diagnóstico muy eficaz para detectar infecciones potencialmente dañinas y controlarlas con el tiempo.

Este examen médico consiste en extraer una pequeña cantidad de células del cuello uterino para analizarlas en el laboratorio mediante técnicas de biología molecular para verificar la presencia del virus. El muestreo de células del cuello uterino necesaria para realizar la prueba de VPH se realizará al menos 5 días antes de la menstruación, al menos 5 días después de su finalización, después de al menos 2 días después de la última relación sexual y en ausencia de terapias tópicas.

El uso combinado de la prueba VPH con la del Papanicolaou permite identificar un 40% más de neoplasias intraepitelial cervical en comparación con la prueba única del Papanicolaou.

El colesterol a revisión

Además de la atención que demandan los órganos sexuales, la prevención en la edad adulta no puede prescindir de un examen de lunares, una revisión dental, pruebas oftalmológicas, cardíacas, y análisis en sangre de glucosa, colesterol total, HDL, LDL y triglicéridos.

¿Por qué hay que prestar atención al colesterol? Empecemos por el principio: el colesterol es una molécula de grasa no soluble en agua. Para llevar a cabo sus funciones, se encapsula en lipoproteínas, que son complejos macromoleculares compuestos por proteínas y lípidos, que transportan masivamente las grasas por todo el organismo.

Hay tres tipos de lipoproteínas, y cada una tiene un propósito diferente:

■ **Lipoproteína de muy baja densidad:** también conocidas como VLDL (*very low density lipoprotein*) transportan los triglicéridos desde el hígado a los tejidos del cuerpo.

■ **Lipoproteínas de baja densidad:** también conocidas como LDL (*low density lipoprotein*) que se encargan de transportar el colesterol del hígado a los tejidos. Se denomina «colesterol malo" porque, cuando está presente en cantidades excesivas, tiende a oxidarse y unirse a las paredes de las arterias formando placas ateroscleróticas que dificultan la circulación sanguínea.

■ **Lipoproteínas de alta densidad:** también conocidas como HDL (*high density lipoprotein*). Son las que llevan el colesterol de los tejidos al hígado. Conforman el «colesterol bueno" que actúa como eliminador en el cuerpo humano además de cargar con el exceso de colesterol LDL que hay en el hígado. Es importante que HLD represente al menos el 25% del colesterol total.

Para que el colesterol funcione de manera apropiada, sus valores totales no deben ser superiores a los 200 mg por cada 100 ml de sangre, bajo riesgo de aterosclerosis, infarto de miocardio y accidente cerebrovascular. Este resultado se puede conseguir a través de ejercicio y dieta equilibrada.

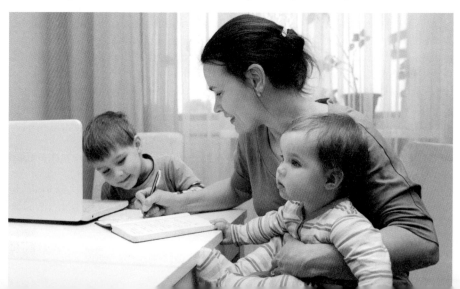

Cuidado con la piel

Cualquier lunar, llaga, protuberancia, imperfección, marca o cambio inusual en el aspecto o la sensación de un área de la piel podría ser una señal de melanoma u otro tipo de cáncer de piel o una advertencia de que puede producirse.

Si ya hemos hablado de la importancia de los exámenes auto exploratorios para los trastornos del aparato sexual, el argumento se repite para el caso de los melanomas u otras neoplasias en la piel. En caso de detectar una anomalía o sospecha, el dermatólogo se encargará de confirmar e indicar un tratamiento adecuado.

Como método de prevención, debe tenerse en cuenta que el principal factor de riesgo para el melanoma es la exposición excesiva a los rayos UV o las cámaras de bronceado.

¿Cuándo es necesario visitar al especialista? La regla ABCDE es un método eficaz para identificar las señales habituales del melanoma. Hay que permanecer alerta ante cualquier de las siguientes características:

■ A de Asimetría: la mitad del lunar o marca de nacimiento no corresponde a la otra mitad.
■ B de Borde: los bordes son irregulares, desiguales, dentados o poco definidos.
■ C de Color: el color no es uniforme y pudiera incluir sombras color marrón o negras, o algunas veces con manchas rosadas, rojas, azules o blancas.

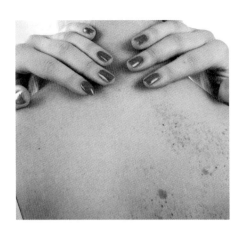

■ D de Diámetro: el lunar mide más de 6 milímetros de ancho (alrededor de ¼ de pulgada o aproximadamente el tamaño de la goma de borrar de un lápiz), aunque los melanomas algunas veces pueden ser más pequeños.
■ E de Evolución: el tamaño, la forma o el color del lunar están cambiando.

Otras señales de advertencia son: una llaga que no cicatriza; la propagación del pigmento del borde de una mancha hasta la piel circundante; el enrojecimiento o una nueva inflamación más allá del borde; cambio en la sensación (comezón, sensibilidad o dolor); o cambio en la superficie de un lunar (descamación, exudación, sangrado, o la apariencia de una protuberancia o nódulo).

La mayoría de las personas tienen lunares, y casi todos son inofensivos. Sin embargo, es importante reconocer los cambios para confirmar ante un especialista y, si es necesario, actuar de manera rápida contra el melanoma.

LO MÁS IMPORTANTE

Hábitos saludables

Evitar los excesos del trabajo y procurar un equilibrio entre la vida laboral y familiar. Integrar en la jornada actividades satisfactorias y esquivar los excesos de tabaco y alcohol.

Alimentación

Se recomienda una alimentación variada y equilibrada, con frutas y verduras diarias. Las mujeres deberán asegurarse una buena ingesta de folato y consumir alrededor de 2,000 kcal/ día. El requerimiento calórico de los hombres será de unas 2,200 kcal / día.

Ejercicio físico

Se debe combinar la actividad aeróbica y anaeróbica, y hacer deporte al menos 5 veces a la semana.

Cuidados preventivos

Cada año, control general, examen dental, control de lunares, hemograma completo, dosis de glucosa, colesterol total, HDL y LDL y triglicéridos. Cada 2 o 3 años, visita de otorrinolaringología, control de los ojos y cardiovascular.

En el caso de los hombres, sus controles de rutina consistirán en autopruebas mensuales de testículos y visita andrológica cada 1,5 años. En el de las mujeres, habrá autoexploración de senos cada mes; pruebas ginecológicas anuales, prueba de Papanicolaou, visita para revisar el pecho cada 2-3 años y prueba de VPH cada 5. Después de los 40 años, de mamografía cada 1 a 2 años, según la opinión médica.

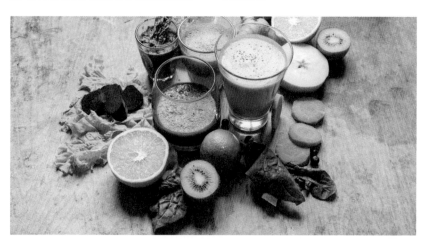

46-68 La madurez

La quinta década se acerca y los cambios más significativos son la disminución de la energía y las transformaciones del cuerpo, que ya son difíciles de ignorar. Por lo demás las personas suelen estar inmersas en sus rutinas profesionales, familiares y cotidianas, ocupándose de los niños que se hacen mayores y de otras decenas de tareas pendientes.

Con la madurez la persona llega a la mitad del camino y es importante no descuidarse para conservar la salud y la alegría.

HÁBITOS SALUDABLES

Cambios de humor repentinos, dificultad para concentrarse y para prestar atención, somnolencia diurna, dolor de cabeza y mareos, falta de optimismo. Estos son algunos de los síntomas del cansancio físico, que suele manifestarse en esta etapa de la vida si

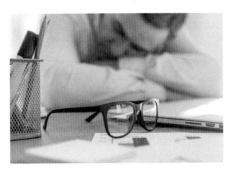

no sabemos detenernos y reorganizar nuestras rutinas diarias de acuerdo a nuestra disponibilidad energética. No hay que olvidar que en la edad madura muchos de nuestros compromisos, familiares y laborales siguen vigentes y nos demandan atención.

¿Cómo podemos recuperar la energía? Nos pueden ayudar:

■ **Magnesio:** una dosis adecuada (350-400 mg / día) es la mejor manera para recargar las baterías. El magnesio es esencial para el buen funcionamiento de nuestro cuerpo ya que regula los procesos de contracción muscular, alivian la fatiga y evita los calambres, además de proteger el sistema cardiovascular de las arritmias, palpitaciones e hipertensión.
Se pueden encontrar en pipas de girasol, almendras, espinacas, judías, garbanzos y espinacas, nueces, avena, plátano o quinoa, entre otros.

■ **Calcio:** ayuda a mantener los huesos sanos y participa en el importante proceso de regulación del estado de ánimo, reduce la ansiedad y mejora la calidad del sueño. También es un excelente aliado para hacer frente a los cambios en la menopausia. Los alimentos que contienen calcio son: los lácteos,

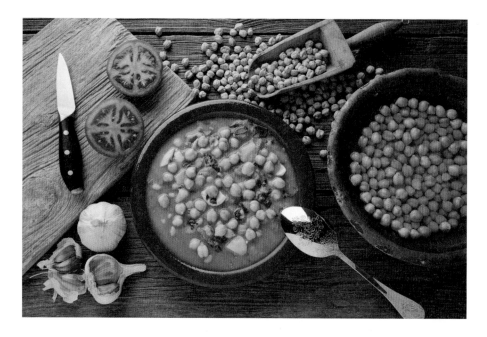

las sardinas, las legumbres, el brócoli, las almendras, las algas o los higos.

■ **Ginseng:** la raíz de esta especie de origen chino actúa como un regulador de la tensión arterial. Las infusiones elaboradas a partir de ella se emplean como alternativa al café o al té y son un estimulante natural potente.

■ **Vitamina C:** la vitamina C es adecuada para mantener el sistema inmunológico en buen estado. De esta manera ayuda a mantener las defensas facilitando la curación de muchas enfermedades que podrían producir cansancio corporal. Los alimentos ricos en vitamina C son naranjas, coliflores, rábanos, espinacas, sandía, zanahoria, ajos, granadas, etc.

■ **Alimentos ricos en serotonina:** la serotonina es necesaria para mantener un buen estado de ánimo: aumentan la confianza y el bienestar, relajan el espíritu y ayudan a dormir mejor. La levadura de cerveza, las legumbres (garbanzos, soja, lentejas) o los frutos secos son una buena fuente de serotonina.

Además de estos amigos energéticos, es recomendable mantener otros hábitos saludables, como beber mucho líquido, dormir entre seis y ocho horas por día, alimentarse de forma variada y equilibrada; realizar actividad física moderada dos o tres veces a la semana; meditar o realizar cualquier técnica de relajación, evitar el consumo excesivo de alcohol o tabaco; no beber demasiada cafeína, ya

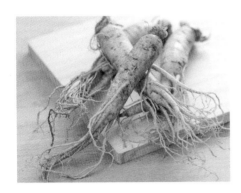

sea en el café o el té o los refrescos; no salir de casa sin desayunar; evitar las bebidas energizantes.

Crisis de la mediana edad

La madurez es un momento de la vida en que no es extraño hacer balance de la trayectoria vital: en este período muchas personas viven la crisis de la mediana edad. Si se trata de un traspié temporal puede que las dinámicas del día a día consigan alejarla, pero si el estado depresivo dura mucho tiempo, puede involucrar cambios neuroendocrinos en las secreciones hormonales que regulan el estado de ánimo y que afecten las rutinas cotidianas. Puede detectarse entonces una reducción de la fuerza física, falta de voluntad o trastornos del sueño. Para salir de ella es esencial buscar ayuda profesional, pero, en cualquier caso, algunos buenos hábitos pueden ayudar a reaccionar y recomponerse de este malestar emocional.

La **actividad física**, en particular, representa un método natural de estimulación química del cerebro: las actividades aeróbicas y de resistencia inducen una forma de estrés positivo y estimulan la producción de dos neuromediadores antidepresivos, la acetilcolina y las endorfinas, las llamadas hormonas de la felicidad.

Además son excelentes los juegos en equipo, las artes marciales, pero también un curso de baile o danza, que promueva el movimiento y permita la socialización. Y, sobre todo, realizar estas actividades, como mínimo, dos veces por semana.

En el listado de recursos favorables se encuentra, por insólito que parezca, el matrimonio: las personas casadas prestan más atención a su salud y mantienen hábitos saludables con más constancia (tienen horarios más regulares, comen más sano y realizan alguna actividad física). Por el contrario, las personas que se separan sufren una bajada de las defensas inmunitarias y un aumento del riesgo de hipertensión, ataques cardíacos y tumores. Por no hablar de la soledad y la depresión.

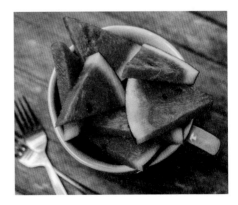

ALIMENTACIÓN

La **dieta mediterránea** es una valiosa herencia cultural que tenemos a nuestro alcance y que está basada en un equilibrio de comidas, el cual garantiza un aumento de la esperanza media de vida de unos 3 años. Forman parte de las mesas mediterráneas el pan, la pasta, las frutas, las verduras, muchas legumbres, algo de pescado y muy poca o ninguna carne, todo sazonado con un poco de aceite de oliva virgen extra. Esos son los ingredientes para un resultado beneficioso en la salud.

¿En qué proporciones debemos ingerirlos? En la base de la pirámide se coloca el 55-60% de carbohidratos, de los cuales el 80% se compone de azúcares complejos, es decir, pan integral, pasta, arroz, maíz y 20 % de azúcares simples, es decir, de mono sacáridos tales como la glucosa, y de disacáridos como la sacarosa, la maltosa y la lactosa, que se encuentran en frutas, dulces, refrescos, azúcar de mesa, etc.

Al subir al siguiente nivel, encontramos un 25-30% de grasas, suministradas principalmente por aceite de oliva virgen extra y, por encima, un 10-15% de proteínas. El conjunto debe combinarse con un consumo regular y generoso de frutas y verduras para garantizar el suministro necesario de vitaminas, minerales, antioxidantes y fibras. Las fuentes preferidas de proteínas no serán la carne y otros productos de origen animal, como la leche y los huevos, sino el pescado y los cereales y legumbres sabiamente combinados y acompañados de verduras.

Pero no solo hay que prestar atención a lo que se come, sino también a cómo se cocinan los alimentos para que conserven mejor sus propiedades. Los métodos de cocción que mantienen intactos los sabores y la carga de sustancias beneficiosas son a la sal o al horno o al vapor.

En el caso de la carne, su cocción prolongada reduce en un 20% su aporte vitamínico (aunque la cantidad de hierro permanece intacta). Pero si, por el contrario, está demasiado cruda, hay riesgo de no eliminar posibles gérmenes patógenos. Si se cocina a la barbacoa, hay que prestar atención a que los alimentos desarrollan compuestos químicos cancerígenos en caso de quemarse.

Grasas limitadas

La contribución de los lípidos es esencial para constituir las reservas de energía útiles para nuestro cuerpo. Aunque ahora no gocen de muy buena prensa, y baste mencionar la palabra «grasa" para evocar trastornos graves como la obesidad, la hipertensión, el ataque cardíaco o la hipercolesterolemia, son centrales para el funcionamiento de nuestro metabolismo.

Entre los más de 500 tipos de grasas, los ácidos grasos poliinsaturados son los más conocidos, también a través de su acepción más amable: omega-3 y omega-6. Ambos son capaces de reducir el riesgo de infartos en un 65-85%, además de desempeñar una acción antiarrítmica, antiinflamatoria y de reducir la tasa de colesterol LDL. Para un corazón sano, lo ideal sería proporcionar un suministro de omega-3 y omega-6 igual al 10% del total de calorías totales.

Están presentes en todas las hortalizas de hoja, así como en aceites vegetales derivados de maíz, girasol, soja y semillas de uva, y en frutas secas como almendras, pistachos, nueces, avellanas y cacahuetes. Los pescados azules como las sardinas, las anchoas y la caballa, así como en el salmón, el bacalao y la trucha también son ricos en omega-3 y omega-6, Las semillas de lino son muy ricas en los beneficiosos ácidos grasos omega..

El alcohol del vino

Otro alimento presente en la dieta mediterránea que se mira hoy con suspicacia es el vino. Y con razón, porque sus efectos beneficiosos solo pueden disfrutarse si se bebe con mucha moderación, algo que varía según las características de cada persona, como el peso corporal: El riesgo para quienes exageran y exceden regularmente el umbral recomendado es un aumento de hasta el 40% en el peligro de desarrollar tumores del sistema digestivo.

Un mito que circula en torno al vino es que mejora la digestión. En realidad el alcohol causa precisamente el efecto contrario: hace más lento el proceso y favorece una hipersecre-ción gástrica molesta. La recomendación es prescindir del alcohol, que en afortunada frase de un médico naturista, «destruye los tejidos vivos y conserva los tejidos muertos». En estos momentos disponemos de abundantes bebidas saludables para disfrutar y calmar la sed. Si el vino no se sustituye por jugos de frutas u otras bebidas, o incluso por mosto (que contiene también el valioso resveratrol de la uva y el vino), se tomará al menos junto a las comidas, ya que el alimento actúa como un filtro para la asimilación del alcohol.

Existen estudios sobre los efectos positivos del vino, como que reduce el colesterol nocivo; en realidad una alimentación razonable equilibrada y moderada no produce colesterol nocivo.

Fresas hipocalóricas

El promedio de las necesidades calóricas diarias en este grupo de edad es de aproximadamente 1,800 kcal para mujeres y 2,000 kcal para hombres.

Comer menos y mejor puede llevar a beneficios importantes, con una caída de hasta el 50% de la incidencia de ataques cardíacos, derrames cerebrales y enfermedades cardiovasculares, y el desarrollo de neoplasias malignas. Los estudios recientes confirman que el secreto de la larga vida está escondido en un régimen de dieta moderada con una ingesta calórica de aproximadamente un 30% más baja que el consumo habitual.

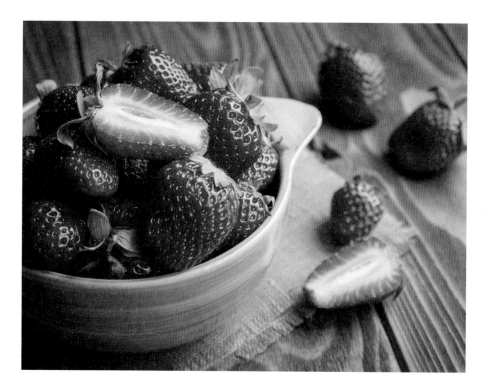

Esta limitación asegura un corazón más joven en 15 años, evita placas carótidas, y niveles de colesterol y azúcar en la sangre altos que promueven una presión arterial envidiable. La restricción tiene un efecto anti-aging excelente, ya que mejora los mecanismos antioxidantes y el tono de los tejidos, incluido el tejido muscular.

Partiendo de la premisa de que en este rango de edad las calorías indicadas son de 1,800 para la mujer y de 2,000 para el hombre (al día) un buen método para conseguir rebajar la ingesta de alimentos es optar por el ayuno: un día de ayuno al mes ayuda a reducir las enfermedades derivadas de la intoxicación del organismo y mejora la flexibilidad mental.

El peligro es caer en la desnutrición o en la escasez. Por eso cualquier dieta en este sentido debe ser acordada y supervisada por un médico, quien debe establecer la cantidad y la calidad de los alimentos a ingerir.

Como no siempre es fácil abstenerse, se pueden elegir alimentos que imitan el efecto de la restricción calórica. Es el caso de algunas frutas, como las uvas (gracias al resveratrol) o las fresas que, por los flavonoides que contiene, influencian los mecanismos de transformación de la glucosa para reducir las calorías asimiladas.

EJERCICIO FÍSICO

Según estudios recientes, las personas que corren regularmente tienen una reducción del 45% en el riesgo de muerte por ataque cardíaco y accidente cerebrovascular en comparación con aquellas sendentarias. Y, además, ganan 3 años más de vida. En esta ecuación, la frecuencia es importante, porque la práctica debe mantenerse al menos 3 veces a la semana y cada sesión no debe ser inferior a 40 minutos.

Además, en la madurez hay que ser precavidos a la hora de realizar ejercicio físico porque en esta etapa el cuerpo ya empieza manifestar señales de decadencia. Hay que moverse, pero según la fisiología lo permita.

Estos son algunos puntos a considerar al ejercitarse después de los 50:

■ Antes de comenzar una rutina de ejercicios se debe realizar un calentamiento previo a baja intensidad, que implique la movilidad de las principales articulaciones (tobillos, rodillas, caderas, hombros, cuello y muñecas).

■ Usa ropa cómoda, que permita moverse adecuadamente, y con la que no pasar ni frío ni calor. Es conveniente invertir en unas buenas zapatillas adecuadas para los ejercicios que se vaya a realizar; no es cuestión de moda, es cuestión de seguridad.

■ Es fundamental mantenerse hidratado, y para ello se debe beber agua antes, durante, y una vez se finaliza el ejercicio. También hay que alimentarse bien, lo que no significa comer más cantidad de lo que se comía cuando se era sedentario, sino seguir una dieta saludable que aporte energía y permita disfrutar sin problema de la nueva afición.

■ Hay que terminar la rutina de cada día de forma progresiva, para evitar una bajada brusca de pulsaciones, y estirando todos los grupos musculares, aunque ese día haya alguno con el que no se haya trabajado.

■ Si se participa en alguna clase colectiva, como son las de gimnasia de mantenimiento, pilates o yoga, no es bueno internar realizar ejercicios que todavía no se pueden o no se saben hacer. Hay que regular la intensidad y para ello se puede pedir la ayuda de un monitor.

■ Evitar ejercicios que supongan un riesgo porque pueden provocar una caída o un golpe, así como la utilización de máquinas complejas que no se sepan usar.

■ Es aconsejable aprovechar todo tipo de refuerzos positivos que motiven a realizar ejercicio. Por ejemplo, ir con un amigo o familiar al gimnasio, escuchar la música preferida durante la práctica de la actividad física, o apuntarse a clases colectivas, o formar grupos deportivos.

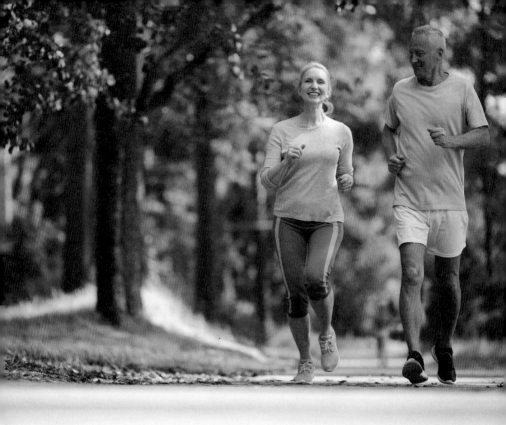

Si bien hay que prestar más atención a los movimientos, el propio ejercicio corporal fortalecerá los cartílagos y los tejidos articulares, y se reducirá en un 50% el riesgo a desarrollar osteoartritis.

Ya se sabe que con el aumento de la edad se incrementan las posibilidades de sufrir osteoporosis (o pérdida de parte de la masa ósea del esqueleto), sobre todo en las mujeres después de la menopausia y en los hombres después 55-60 años. El estilo de vida sedentario promueve la desmineralización ósea, pero la actividad física puede contrarrestar la aparición de esta enfermedad o limitar sus efectos.

También la dieta puede prevenir y contrastar la fragilidad ósea: hay que llevar al plato alimentos ricos en vitamina D y calcio. El requerimiento diario de calcio es de aproximadamente 800-1,000 mg, una cuota que se puede alcanzar al complementar cada comida con queso y productos lácteos. Con respecto al calcio, una última advertencia: muchos alimentos (como la sal o un exceso de proteínas) puede inhibir su absorción.

¿Qué actividad elegir?

Las opciones para moverse en la edad madura son varias: correr, nadar, jugar a paddle… pero también bailar, hacer caminatas o practicar yoga o pilates. Pero sin duda uno de los grandes aliados para la salud es el ciclismo.

El fortalecimiento de los músculos lumbares hace que la bicicleta sea adecuada para quienes padecen enfermedades como el dolor lumbar, mientras que, gracias a la posición que se adopta al pedalear, incluso las articulaciones están protegidas porque más del 50% del peso se descarga en los glúteos y encima del sillín sin sobrecargar rodillas, fémures y tobillos.

También con la bicicleta, como con cualquier deporte, esta actividad debe abordarse paso a paso, evitando esfuerzos excesivos sin una preparación adecuada y después de consultar a un médico para que pueda evaluar el impacto que la práctica puede tener en el cuerpo.

En cualquier caso, la palabra clave es «regularidad" tanto en la frecuencia con la que se dedica a este deporte, como en el ritmo del pedaleo. Nuestro cuerpo comienza a quemar las grasas después de unos 20 a 25 minutos de actividad física, por lo que limitarnos a mucha intensidad en un corto período de tiempo puede ser inútil.

El ciclismo, como el resto de actividades, no solo estimula las endorfinas, aumentando la sensación de bienestar, sino que mejoran ciertas funciones como el sueño, el apetito y la vida sexual. De hecho, una actividad aeróbica regular puede aumentar el deseo y la satisfacción en la relación, así como contribuir significativamente al combate de la eyaculación precoz o la disfunción eréctil.

CUIDADOS PREVENTIVOS

La menopausia es uno de los acontecimientos más importantes en la madurez de cualquier mujer y representa un momento fisiológico destacado en la vida femenina; por eso debe afrontarse de la manera más equilibrada posible, preparándose para aceptar los cambios inevitables que tienen lugar.

Hablamos de los sofocos, de la facilidad de ganar peso o de los repentinos cambios de humor, pero también de las alternaciones del sistema cardiovascular, nervioso y óseo, como consecuencia de la progresiva reducción de las funciones ováricas.

Y es que uno de los primeros efectos de la menopausia es la disminución de los **estrógenos**, las hormonas que durante la edad fértil han hecho posible una reducción del riesgo cardíaco (hasta cinco veces menos), por su acción protectora de las coronarias.

Para afrontar el nuevo panorama, la mujer deberá seguir algunas reglas básicas: mantener el peso estable, realizar actividad física y garantizar un buen descanso. Además, es recomendable alejarse del exceso de sal, grasas, quesos, y azúcares para mantener el colesterol bajo control, y llevar una dieta variada y equilibrada. Se pueden potenciar alimentos como hortalizas, verduras de hoja, legumbres, hortalizas de color, frutas, frutos secos, pescado, huevos y carnes blancas. Y en concreto alimentos como las nueces pecanas, las semillas de girasol, el regaliz seco, la alfalfa, los guisantes, las semillas de lino, los plátanos o, una gran aliada para este período, la soja (y sus derivados, como la bebida de soja, el tofu o el tempeh).

Esta leguminosa de origen asiático es una excelente fuente de proteína vegetal y es una alternativa preferible al consumo de carne, lo que es bueno limitar en estos años de transición. Además de ayudar tener a raya el colesterol en beneficio de las arterias y todo el sistema cardiovascular, la soja tiene valiosas propiedades antitumorales efectivas para prevenir el cáncer de mama (y el cáncer de próstata), y es capaz de reducir el riesgo de fracturas óseas como resultado del desequilibrio en el metabolismo del calcio.

4 índices para el corazón

Para mantener en forma al corazón (y prevenirlo de trastornos cardiovasculares) es conveniente tener en cuenta estas 4 reglas necesarias para la salud:
- mantener el azúcar en la sangre dentro de lo normal / bajo (ayuno de 65 a 100 mg / dl).
- mantener el colesterol total dentro de los valores normales (más de 200 mg / dl).
- mantener un índice de masa corporal adecuado a la relación peso-altura (peso normal 18.5 a 24.99). Para calcular este índice, el IME, está la siguiente fórmula: IME= peso (en kg) entre la altura al cuadrado (en metros).
- mantener la presión arterial dentro de los límites (igual o mayor que 120/80 mmHg).

Estos hábitos ayudarán a minimizar riesgos, más aún si se combinan con revisiones que monitoreen el estado del corazón a través del control de hemograma, colesterol, azúcar en la sangre y presión arterial.

El valor de la presión puede variar considerablemente según el momento. Por eso un solo control no siempre es significativo y, por lo tanto, sería mejor repetirlo regularmente para tener un historial válido con el que informar al médico. La presión puede medirse en el hogar (solo o con la ayuda de un familiar) utilizando instrumentos de medición electrónicos, que son los más confiables y precisos.

Siéntate y relájate durante unos minutos antes de cada medición; coloca el brazo a la altura del corazón, en silencio, y procede a aliviar la presión. Asegúrate de no distorsionar el valor: media hora antes evita comer, fumar o tomar alcohol.

¿Cuáles son los valores óptimos? Los que son iguales o menores a 120/80 mmHg. La OMS especifica la siguiente tabla de valores:
- Hipertensión leve: entre 140 y 159 mmHg (sistólica) o 90 y 99 mmHg (diastólica);

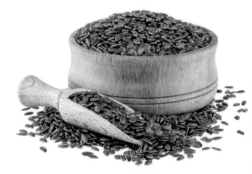

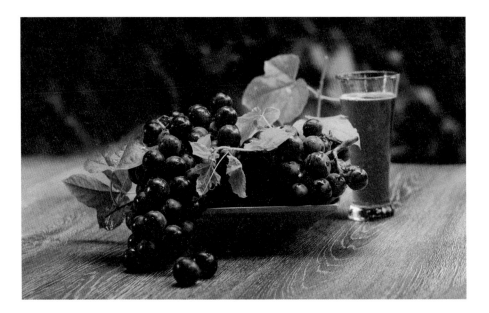

■ Hipertensión moderada entre 160-179 mmHg (sistólica) o 100-109 mmHg (diastólica);

■ Hipertensión grave o grave entre 180 mmHg (sistólica) y 110 mmHg (diastólica).

Pruebas y periodicidad

Mientras que para los hombres, la prevención de su aparato sexual consiste básicamente (si no se registran anomalías) en una autoprueba mensual de los testículos, la madurez de la mujer es algo más compleja.

En este período la figura del ginecólogo cobra especial importancia, pues será quien evaluará la periodicidad de las revisiones según las características específicas de cada mujer.

Por norma general, una vez al mes se deberá realizar una palpación de los pechos y, cada año, un chequeo general con ecografía transvascular, el examen senológico con ecografía y mamografía bilateral. Cada 2 o 3 años es corriente que se prescriba la prueba del Papanicolaou y del VPH.

Fuera de la consulta del ginecólogo, y también para los hombres, se recomienda cada dos años un examen dental, un examen de orina, un examen de heces para el análisis de sangre oculta y un hemograma completo, que incluya la glucosa, los triglicéridos y el colesterol total (HDL, LDL y triglicéridos).

A partir de los 50 años, la recomendación es que, si es consumidor habitual de alcohol, la persona se controle periódicamente, cada 3 a 5 años, a un chequeo de la cavidad oral y la laringe. Y, al menos una vez, a la pancolonscopia básica, una prueba para la exploración directa del tubo digestivo superior: esófago, estómago y parte del duodeno.

El colon, a revisión

También a partir de los 50 es bueno realizar una colonoscopia básica para detectar la presencia de un tumor de colon. El cáncer de colon, junto con los de próstata, pulmón y mama, es desafortunadamente el tipo de cáncer que afecta más comúnmente a los españoles. La mala nutrición y un estilo de vida sedentario son los principales factores de riesgo y la población masculina está más sujeta: la probabilidad de enfermarse es mayor en los hombres que en las mujeres, especialmente en los mayores de 50 años. Sin embargo, un diagnóstico temprano para ambos es la primera arma contra esta forma de neoplasia maligna.

La presencia de una lesión de cáncer colorrectal a menudo se asocia con sangrado, incluso si no es visible: por eso, para prevenir, es recomendable realizar regularmente, cada dos años, una prueba de heces para la búsqueda de sangre oculta. Esta prueba no es fiable al 100% porque puede resultar positiva si se ha consumido carne roja o algunos tipos de verduras y frutas como bananas, nabos, rábano picante, o brócoli. De hecho, estas pruebas de sangre oculta son capaces de detectar el 25% de los cánceres colorrectales.

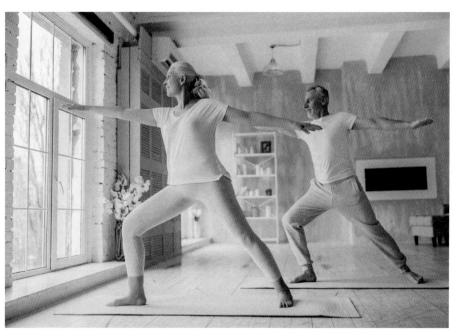

Si el resultado es positivo, se profundiza por medio de una colonoscopia que se puede prescribir estrictamente si se desea evaluar rápidamente la presencia de lesiones tumorales. En este caso el 75% de los cánceres de colon se detectan a través de una colonoscopia.

Para prevenirlos, pueden atenderse las siguientes recomendaciones:

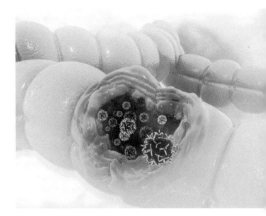

■ **Peso:** el sobrepeso o la obesidad aumentan el riesgo de cáncer colorrectal tanto en los hombres como en las mujeres, aunque esta asociación parece ser mayor entre los hombres. Tener más grasa abdominal (es decir, en el área del estómago, acrecentando la cintura), también se ha relacionado con este tipo de cáncer. Mantenerse en un peso saludable y evitar el aumento de peso en esta zona pueden ayudar a disminuir su riesgo.

■ **Actividad física:** aumentar su nivel de actividad reduce el riesgo de cáncer colorrectal y pólipos. La actividad moderada (todo lo que le haga respirar tan fuerte como lo haría en una caminata enérgica) disminuyen las posibilidades, aunque una actividad vigorosa podría tener un beneficio aún mayor. Aumentar la intensidad y cantidad de la actividad física puede ayudar a reducir su riesgo.

■ **Alimentación:** En general, una alimentación con un alto contenido de frutas, verduras y alimentos integrales (y con un bajo contenido de carnes rojas y procesadas) se ha asociado a una disminución del riesgo de cáncer colorrectal. Muchos estudios han encontrado un vínculo entre las carnes rojas (vaca, cerdo y cordero) o carnes procesadas (como embutidos o salchichas) y un mayor riesgo de cáncer de colon. Limitar las carnes rojas y procesadas y comer más frutas y verduras podría ayudar a disminuir su riesgo.

■ **Alcohol:** se ha registrado un mayor riesgo debido a un aumento en el consumo de bebidas alcohólicas, especialmente entre los hombres. Evitar el consumo de alcohol podría reducirlo.

■ **Tabaco:** Fumar también está relacionado con un mayor riesgo. Dejar este hábito puede contribuir en la reducción del riesgo de contraer cáncer colorrectal, además de muchos otros tipos de cáncer.

LO MÁS IMPORTANTE

Hábitos saludables

Contener el estrés. Procurar un equilibrio entre las distintas facetas de la vida: el trabajo, la familia y el cuidado del cuerpo. Atender la estabilidad emocional para contrarrestar el riesgo de depresión.
Limitar el consumo de alcohol y no fumar.

Alimentación

Requerimiento calórico de alrededor de 2,000 kcal / día para los hombres y de 1,800 para las mujeres, con 5 porciones diarias de frutas y verduras. Consumo regular de pastas y legumbres, así como un buen suministro de magnesio. Al menos dos veces por semana, comer pescado azul.

Ejercicio físico

Actividad física 3 veces a la semana con sesiones de no menos de 40 minutos, y preferiblemente aeróbica: correr, montar en bicicleta o nadar.

Cuidados preventivos

Cada 2 años, análisis de orina, hemograma completo, que incluye glucemia, triglicéridos, esterol de cole total, HDL y LDL, examen de las heces en busca de sangre, verificación de lunares. Si se está expuesto a factores de riesgo como el humo y el alcohol, revisión de la salud de la cavidad oral y la laringe periódicamente, al menos cada 3 a 5 años, y espirometría o espiral táctica . Después de 50 años, al menos una vez, hacer una pancoloscopia básica.

■ Para los hombres: examen anual andrológico, exploración rectal y de próstata. Mensualmente, autoexamen de testículos.

■ Para las mujeres: autoexamen de mamas todos los meses. Chequeo anual completo: examen ginecológico con ecografía transvaginal, revisión de senos con ecografía y mamografía bilateral. Cada dos años, prueba de Papanicolaou y prueba de VPH.

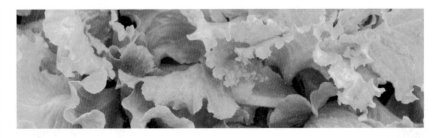

69-82 La tercera edad

La tercera edad augura también en la que empieza una segunda juventud. Los desafíos del trabajo y las responsabilidades familiares que nos traían tantas inquietudes ya las hemos dejado atrás, y ahora estamos más confiados y conscientes. Más tranquilos, también, para poder canalizar todas nuestras energías en el cuidado de nosotros mismos: nuestro cuerpo, nuestra mente, nuestras emociones… y dedicarnos a aquellas actividades que de verdad están cerca de nuestros preferencias y deseos.

HABITOS SALUDABLES

Este es un período de cambios profundos de rutinas: los hijos suelen salir de casa y los que han trabajado fuera del hogar se jubilan. Es, en cierto modo, una revolución.

Esta transformación puede tener muchas consecuencias positivas, pero no hay que desdeñar los riesgos: el cambio de hábitos hacia una inactividad sustancial implica el deterioro de toda una serie de funciones reguladas por el cerebro, y esto es una puerta abierta para enfermedades como el Parkinson y el Alzheimer.

Pero como cualquier crisis, las preocupaciones pueden convertirse en oportunidades si se enfrentan de manera consciente y reactiva. El inicio de la tercera edad es una oportunidad única para empezar a llevar la atención hacia uno mismo. Y, poco a poco, podremos elegir el propio ritmo a medida que avanza la vejez.

Mantendremos el ritmo de los hábitos para salvaguardar algunos aspectos de la rutina llevada a cabo durante muchos años: no hay que posponer demasiado el despertador en la mañana, hay que comer en los horarios habituales y no llegar tarde a los compromisos.

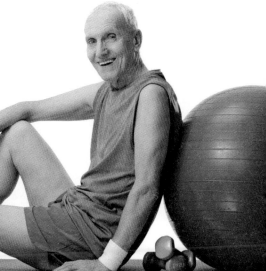

Es el momento de estar abierto a las nuevas experiencias que ofrece la vida, de escuchar las necesidades expresadas por el cuerpo para tomar conciencia de los cambios y transformaciones que está viviendo, y es tiempo de cuidarse sin pereza. Es bueno salir, socializarse para compartir con los amigos pasiones e intereses y, sobre todo, no sucumbir a la tentación de permanecer encerrado en casa, entre cuatro paredes, vencido por una comodidad transitoria (que pueden atraer al fantasma de la depresión).

Si aparece el síndrome del nido vacío, se puede combatir vertiendo energía y atención en los nietos o, considerando la adopción de una nueva mascota, que aporta alegrías renovadas además de nuevos estímulos para salir a pasear y realizar una saludable actividad física.

En la tercera edad la mente debe estar abierta al descubrimiento de nuevos recursos y acciones. Quizás sea el momento de retomar aquellas actividades que antes, por falta de tiempo y oportunidades, no se pudieron seguir. ¿Qué nuevas experiencias pueden aportar entusiasmo y enriquecimiento en la vida?

Jugar y bailar

Superar la pereza inicial y animarse a estrenar nuevas actividades puede traernos muchas satisfacciones en esta etapa de la vida, y puede contribuir a la salud de nuestro cuerpo y nuestra mente. Solo hace falta ser creativo.

Al cerebro, por ejemplo, se le puede entrenar con la lectura de libros, periódicos y revistas, con autodefinidos y sudokus, o a través de la música, una excelente herramienta para mantener las funciones cognitivas en buen estado de funcionamiento. ¿Y por qué no introducir la tecnología? Unas pocas horas de entretenimiento con videojuegos aumenta los temas de discusión entre abuelos y nietos, y mejora sus habilidades cognitivas; ayudan a desarrollar habilidades para realizar múltiples tareas, mejoran la

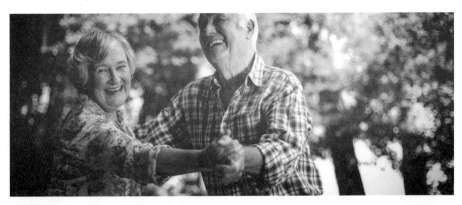

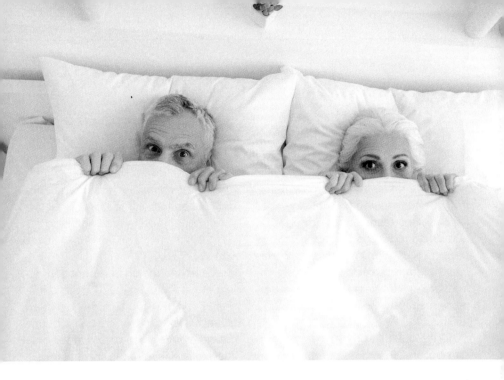

memoria y aumentan el nivel de atención. Los videojuegos, en suma, potencian las funciones de la memoria y las capacidades lingüísticas.

Para el cuerpo, el recurso más común es el gimnasio. Pero, ¿por qué no optar por una clase de baile? Ya sea un vals clásico o una salsa temeraria, la danza tiene efectos muy positivos en la interacción entre cuerpo y mente, y gracias a la coordinación entre música y movimiento, nos allana el camino hacia una larga vida.

Redescubrir el sexo

No hay que insistir demasiado en los beneficios de la práctica del sexo: hacer el amor provoca la segregación de endorfinas que aportan una sensación de bienestar y alivian el dolor, mejoran el rendimiento del sistema cardiovascular y hacen que la persona se sienta activa y deseada, y por lo tanto más atenta y dispuesta a cuidarse.

En la séptima década de vida, el cuerpo del hombre y la mujer han cambiado (la transformación dura toda la vida) y es vital que las personas reconozcan y acepten estos cambios para poder disfrutar de una sexualidad satisfactoria.

En la tercera edad las relaciones sexuales son menos frecuentes y es menor el vigor físico; la erección puede ser más difícil de lograr y mantener, mientras que el orgasmo puede ser desencadenado por mecanismos diferentes a los de antaño. En esta etapa se redescubren los mimos y preliminares para reavivar el deseo. Las posturas, por ejemplo, deberán elegirse para mejorar la experiencia, para que sean más cómodas, más estimulantes de los puntos erógenos y para que permitan centrar todas las energías en el acto mismo. La práctica del tantra puede ser una buena ayuda para ello.

Una gran mayoría de hombres y mujeres llegan a los 70 con dolores de espalda y eso les induce a reducir la frecuencia de las relaciones sexuales. Por lo tanto, es importante aprender las poses correctas. Es mejor adoptar la posición de cuadrúpedo, ya que permita ajustar el movimiento de las caderas sin arquear demasiado la columna; o la tradicional, la del misionero, evitando empujes demasiado fuertes.

Otras dolencias pequeñas, a medida que envejecemos, pueden inhibir la búsqueda de momentos de placer. La sequedad vaginal es una de ellas, ya que dificulta la penetración, pero puede contrarrestarse con lubricantes específicos y una nutrición adecuada rica en fitoestrógenos.

Los fitoestrógenos, de hecho, actúan como un sustituto de la falta de estrógenos femeninos que caen bruscamente después de la menopausia. Los hay de diferentes tipos: los lignanos, presentes en cerezas, manzanas, peras, y también en el ajo y la cebolla; y las isoflavonas, como la soja, las lentejas, los frijoles, los guisantes o el hinojo.

Para los hombres, y como un buen remedio para la disfunción eréctil, está la citrulina, un aminoácido con similares propiedades a las del sildenafilo (viagra) y similares, que promueve la erección al dilatar los vasos sanguíneos.

¿Dónde se encuentra? Sobre todo en la sandía, pero también en melones y legumbres. Además, la citrulina tiene propiedades antiateroscleróticas y protectoras de los vasos sanguíneos, puede aumentar la tasa metabólica del cuerpo, reducir la fatiga muscular y mejorar el rendimiento aeróbico.

ALIMENTACIÓN

Los cambios no llegan repentinamente, pero al entrar en los 70, y paulatinamente, las transformaciones del cuerpo se harán más evidentes. La buena noticia es que, si se presta atención a una dieta equilibrada, el camino será más largo y más agradable. Ya hemos hablado de la reducción drástica o eliminación del consumo de carne), de no descuidar una buena hidratación, y de potenciar las verduras y frutas en el plato para garantizar una ingesta regular de fibra.

En el supermercado, es mejor elegir alimentos con un bajo contenido de azúcar, para evitar el aumento de la tasa de insulina junto a otros muchos beneficios para la salud (ver página 159, apéndice). Después de 60 años, también es recomendable reducir el consumo de sal y la ingesta de carbohidratos refinados de los carbohidratos, prefiriendo granos enteros que mejoran la motilidad intestinal. En el caso de las frutas, es mejor optar por frutas cítricas, aguacates, manzanas, peras, melocotones, cerezas y bayas. Y en cuanto a las verduras son una excelente opción los espárragos, el brócoli, el pepino, el repollo, las ensaladas, los pimientos, los guisantes y el calabacín.

"Menos apetito": ¡reducción calórica!

En este período de la vida cambia el metabolismo, y el físico requiere de nuevas necesidades nutricionales: en la tercera edad las calorías recomendadas diarias pueden limitarse a 1.400-1.600, aunque se calculará según las necesidades específicas de cada persona.

Hay que recordar que, en contra de la tendencia actual a la sobrealimentación (nada favorable para la salud), se ha encontrado que un régimen calórico reducido favorece la longevidad: es un importante factor preventivo en la lucha contra el cáncer y en el inicio de enfermedades crónicas.

Por otro lado, es frecuente que a medida que nos hacemos mayores el apetito disminuya y es cuando surgen los problemas, ya que el cuerpo necesita menos energía pero los mismos nutrientes, de modo que el plato de comida ha de tener menos calorías pero las mismas proteínas, lípidos, etcétera. Los menús, por así decirlo, han de ser más "densos". han de ser más densos.

La necesidad de más proteínas es precisamente uno de los elementos diferenciadores en las personas mayores: si para un adulto se recomiendan 0,8 gramos de proteína por kilo de peso y día, en una persona mayor sana se aconseja entre 1 y 1,2 gramos, que suben hasta 1,5 gramos si padece alguna enfermedad leve y a 2 si el organismo está sometido al estrés de alguna patología grave como una fractura de cadera o un proceso oncológico.

Pero los años no demandan solo más proteínas: gran parte de las personas mayores autónomas y sanas, alrededor de un 25%, presentan falta de minerales y vitaminas. Los déficits más frecuentes son los de vitamina D, B12 y ácido fólico, seguidos por las vitaminas B1, B6 y E, así como calcio, fósforo, hierro, potasio, magnesio y zinc.

Por eso conviene revisar los hábitos alimentarios para adaptarlos a las nuevas necesidades biológicas y a los hábitos de vida de cada uno, partiendo de la premisa de que hay que tomar una gran variedad y no una gran cantidad de alimentos. Debido a que a esta edad las personas tienen ya muy asentados sus hábitos y sus comportamientos alimentarios, lo ideal es plantear modificaciones en la dieta de forma paulatina.

Para que la distribución de energía y nutrientes sea adecuada lo ideal es tomar el 25% de la ración diaria en el desayuno, el 5% en el almuerzo, el 35-40% en la comida, 5-10% en la merienda, un 20-25% en la cena y un máximo del 5% si hay otra comida ligera después de la cena.

Contra el dolor

En la mesa podremos encontrar el remedio al mal que puede acecharnos durante la vejez: el dolor. Varios alimentos pueden librarnos de las molestias. Estos son algunos de los

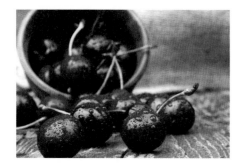

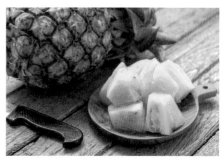

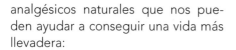

analgésicos naturales que nos pueden ayudar a conseguir una vida más llevadera:

■ **Clavos de olor:** El clavo de olor en polvo es un remedio casero comúnmente utilizado para tratar el dolor de muelas y la gingivitis. Su ingrediente activo, llamado eugenol, es un poderoso anestésico natural.

■ **Cereza.** Su color rojo se debe a las antocianinas, un tipo de flavonoide antioxidante diez veces más poderoso que el ibuprofeno o la aspirina. Tomar dos zumos de cereza al día ayuda a reducir el dolor de artrosis. También combate el dolor muscular después de practicar deporte.

■ **Piña.** Su acción anti-dolor se debe a la bromelina, una enzima que facilita la digestión de las proteínas e inhibe las prostaglandinas, que son las causantes de la inflamación. Está más que probada su acción para combatir la sinusitis (reduce la inflamación y el dolor de senos nasales), así como el dolor en el síndrome del túnel carpiano.

■ **Granada.** Son muchos los estudios que demuestran que los extractos de las semillas de esta fruta prensadas en frío frenan la acción de las enzimas que favorecen la inflamación: la granada ayuda a reducir el dolor articular.

■ **Té verde.** Esta planta que contiene un polifenol (EGCG), reduce la sensación de dolor y la inflamación producida por lesiones medulares, dolor lumbar o ciática, entre otros trastornos.

■ **Cúrcuma.** Es antioxidante, antiinflamatorio y analgésico. El ingrediente activo de esta especia, la curcumina, se encarga de paralizar las enzimas responsables del dolor.

■ **Menta.** Se indica para calambres musculares a través de un baño caliente. El agua caliente ayuda a relajar y distender los músculos, mientras que la menta se encarga de relajar el sistema nervioso.

■ **Jengibre.** Además de sus propiedades digestivas, también es un poderoso antiinflamatorio, eficaz para reducir

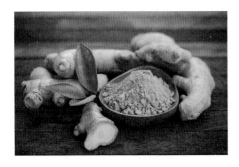
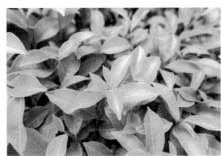

el dolor muscular, articular e incluso de cabeza.

■ **Guindilla.** Su sabor picante se debe a la capsaicina, sustancia que favorece la producción de endorfinas (disminuyen la sensación de dolor).

La aportación oriental

La cocina mediterránea es un gran ejemplo de dieta equilibrada, pero también hay otras culturas cuyas costumbres se pueden convertir en grandes aliados. Un ejemplo de ellos es la cocina oriental: ¿En qué nos puede inspirar su gastronomía milenaria y sus costumbres a la hora de comer para tener una mejor salud?

■ **La sopa de miso:** La sopa asiática (japonesa), por excelencia es la sopa de miso que es muy saludable ya que crea un buen nivel de energía y vitalidad, regenera y conserva la flora intestinal, nutre la piel y el cabello y contiene ácido linoleico y lecitina, que ayudan a disolver el colesterol.

Es también energizante porque en invierno nos previene del frío, es rico en minerales y favorece la digestión porque contiene enzimas vivas. Evita la arterioesclerosis o la hipertensión, nutre la piel y promueve la regeneración de células, disminuye los efectos del consumo excesivo de alcohol, tabaco, drogas, productos químicos y radiaciones.

■ **Sin bebidas frías:** Una de las costumbres occidentales es beber agua fría o un refresco en las comidas; con solo cambiar este hábito habrá una mejor digestión de los alimentos. Limitando ingerir líquidos durante las comidas se evita diluir las enzimas digestivas que son tan importantes para una buena digestión. El té verde u otros tés calientes antes de una comida favorecen la actividad enzimática y ayudan a mejorar tus capacidades digestivas. Es mejor beber líquidos 30 minutos antes o después de las comidas, no durante.

■ **Los aperitivos asiáticos:** Hablamos de pipas de calabaza o de girasol, bocadillos de algas, nueces, anacardos y otros frutos secos y semillas, como el

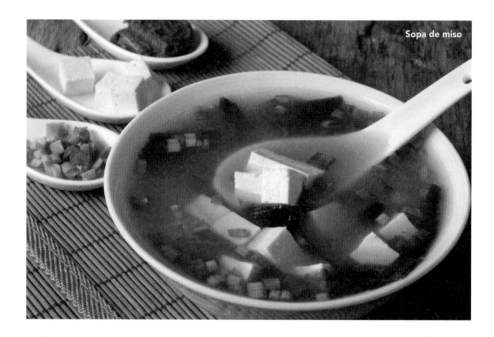
Sopa de miso

sésamo, que combina con casi cualquier plato. Están llenos de micro-nutrientes, vitaminas y minerales, y las opciones son ilimitadas: Algas crujientes, buñuelos de sésamo, crepes de cebolla, rollitos de cangrejo, canapés de cebolla, empanadillas rellenas al vapor, hatillos de verduras, pepinos encurtidos.

■ **Leches vegetales:** Como alternativa a la leche de vaca, son frecuentes las bebidas procedentes de almendra, coco, arroz o soja orgánica.

■ **Alga kombu:** Introducir las algas en nuestra dieta es una decisión inmejorable. Para empezar por algo sencillo se recomienda el alga kombu que se pone en remojo con las legumbres varias horas antes de cocerlas y se hierve después. • Otras algas son: el alga nori (rica en proteínas y con un alto contenido de vitamina A3), o las algas pardas, como wakame o fucus (que gracias al contenido de yodo, ayudan a acelerar el metabolismo, y tiene efectos beneficiosos incluso en caso de colesterol alto y diabetes).

■ **Temperatura de los alimentos según el clima:** es bueno considerar la temperatura energética de los alimentos. Hay que comer los que generen calor en un clima frío, y alimentos refrescantes en climas cálidos. En un clima frío se prefieren las sopas calientes y los guisos porque esto es lo que el cuerpo necesita. Un caluroso día de verano, en cambio, será el momento perfecto para una sandía o una bebida refrescante hecha con aloe y pepino.

Pescado, ajo y frutos secos

Hay alimentos específicos que son amigos de un metabolismo saludable.

■ **Pescado.** Uno de ellos, para los no-vegetarianos, es el dentón (*Dentex dentex*), un pez azul típico de la zona mediterránea, con cuerpo ovalado y compacto, una gran boca de dientes afilados, y un cuerpo que ocupa, a lo largo, entre 30 y 35 cm (los que llegan a nuestra mesa). Se trata de un pescado rico en omega-3, muy digerible, que contiene muchas proteínas, y que contiene muchos minerales, como el calcio, el magnesio y el fósforo, además de que garantiza una buena ingesta de vitamina A. Su sabrosa carne, con un tono ligeramente rosado, proporciona 100 kcal / 100 g de producto.

Debe consumirse con mucha moderación en caso de hiperuricemia, gota y enfermedades renales. Si no, será un gran aporte para combatir los radicales libres y beneficiar la piel y la salud de los ojos.

■ Frutos secos. Son otro gran aliado de la alimentación: 30 g al día (8 nueces, 10 almendras) son capaces de reducir en un 25% el riesgo de mortalidad cardiovascular y un 10% la mortalidad por cáncer. Además, ayudan a mantener un peso saludable, reducir el riesgo de diabetes tipo 2 y la posibilidad de desarrollar cáncer de colon.

■ **Ajo.** En esta tríada de alimentos saludables, hay que destacar el ajo y sus preciosas propiedades. Además de sus características antiinflamatorias, el ajo es un antibiótico natural, antiséptico, antibacteriano e inmunoestimulante, un enemigo de las bacterias, virus, parásitos y hongos.

Tiene una acción antitrombótica efectiva, gracias a la acción anticoagulante de la alicina. Su capacidad para promover la vasodilatación tiene un efecto hipotensor sobre la recuperación de la hipertensión.

El ajo también actúa en el campo del colesterol, contrarrestando la acumulación dentro de los vasos sanguíneos y asegurando así la salud cardiovascular. Juega el papel de regulador de los azúcares en la sangre: gracias a los alcaloides. De hecho controla el nivel de azúcar en la sangre. Y no hay que olvidar que contrarresta la peligrosa acumulación de metales pesados que se introducen en el cuerpo a través de la contaminación del aire o de la ingesta de algunos alimentos contaminados.

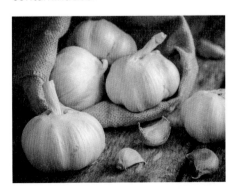

EJERCICIO FÍSICO

En la tercera también se pueden recibir los beneficios de la actividad física regular y sana: a cualquier edad tenemos esa capacidad. Los principiantes del deporte deberán tener paciencia e iniciarse de forma paulatina: el mejor modo de hacerlo es a través de una actividad aeróbica como, por ejemplo, un paseo en bicicleta de unos 15 minutos o una buena caminata a ritmo acelerado de media hora. Otra alternativa es practicar en casa, con alguna máquina específica, o en el gimnasio, aunque en estos casos nos estaríamos privando de las ventajas naturales de estar al aire libre.

En el gimnasio, es bueno que una sesión de entrenamiento empiece con ejercicios de estiramiento o calentamiento, pues son necesarios para proteger y mantener el tejido conectivo que envuelve a los músculos y a las articulaciones. Así se evitarán tensiones o traumas. A continuación se trabajará en las máquinas durante 20 minutos y, cerraremos con actividad aeróbica, también durante 20 minutos.

Por otro lado, los más veteranos, los que ya están habituados a la práctica deportiva, deberán simplemente mantener la disciplina, y ajustar la intensidad en algunos ejercicios específicos. Quien en el curso de su vida siempre ha practicado un deporte y ha prestado atención a estar en forma no debe detenerse con el progreso de la edad, ni subestimar los cambios

que esto conlleva. Es importante saber cómo reconocer las señales que envía nuestro cuerpo y calibrar la actividad según las condiciones reales de salud.

¿Cuáles son los beneficios del movimiento?

■ Ayuda en el tratamiento y la prevención de la osteoporosis.
■ Mejora la autoestima.
■ Reduce la hipertensión, bajando la presión arterial sistólica.
■ Mantiene o mejora la musculatura y densidad ósea.
■ Incrementa la independencia funcional.
■ Abre el apetito y aumenta el deseo de comer alimentos saludables.
■ Evita dolores de espalda y fortalece articulaciones clave como la cadera.

El regalo del yoga

Para desarrollar o mantener la armonía en el cuerpo y la mente una de las prácticas más adecuadas es el yoga: Se trata de una antigua disciplina que combina gimnasia y respiración; sus ejercicios son capaces de contrastar los trastornos típicos del envejecimiento, ya que favorece la ventilación pulmonar (que en promedio disminuye en un 30-40%), reduce los problemas relacionados con una menor autonomía en el movimiento, contribuye al equilibrio y frena el deterioro cognitivo progresivo.

Los ejercicios de yoga para personas de la tercera edad cuentan con movimientos lentos, graduales y

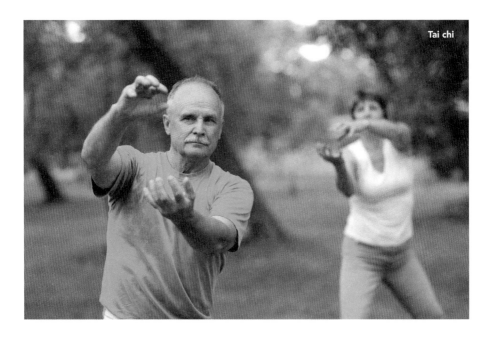

Tai chi

simples (flexión, estiramiento, giros leves), secuencias de posturas realizadas para no sobrecargar los músculos y las articulaciones, combinadas con técnicas de meditación y relajación.

La posibilidad de mantener la salud y retrasar el proceso de envejecimiento del esqueleto, de los músculos y del sistema cardiorrespiratorio mejora el marco general de la psique y fomenta la autonomía. Además, esta práctica representa una excelente oportunidad para socializar, ya que suele realizarse en grupos.

Otro de sus beneficios neutraliza uno de los problemas tan comunes llegada esta etapa de la vida: la incontinencia. El yoga puede ayudar a prevenir y limitar este problema, que causa tanta incomodidad. A través de ejercicios dirigidos se puede fortalecer los músculos del suelo pélvico que sostienen la vejiga y protegen contra la incontinencia. Luego, el yoga le permite obtener una mayor conciencia del cuerpo y un mejor control sobre la micción, para evitar la pérdida accidental.

■ **Tai chi.** No muy lejano en su propuesta, en los últimos años se ha popularizado en occidente un arte marcial de origen chino: el tai chi. Esta disciplina es una excelente gimnasia beneficiosa para la salud, en particular para mejorar el control del equilibrio en las personas mayores.

En su ejecución, el tai chi implica seguir una secuencia de movimientos fluidos con los ojos cerrados. De esta manera, el control mental de los movimientos del cuerpo estimula intensamente la capacidad de escuchar y procesar las señales que nuestros sensores envían al cerebro.

Así, aumenta considerablemente la conciencia de nuestro cuerpo; se regulan las funciones cardiorrespiratorias, y hay una mayor rapidez de reflejos y más control y precisión en la postura.

La risa

Otra de las modalidades del yoga es el **yoga de la risa**: esta disciplina es un verdadero concentrado de bienestar y un estimulante potente de salud, energía y alegría. La risa induce la liberación de dopamina, un neurotransmisor capaz de dar una sensación de placer, alejando el estrés y la ansiedad. Para recoger estos beneficios es necesario mantener una risa en voz alta y fuerte desde el diafragma, durante al menos 10-15 minutos.

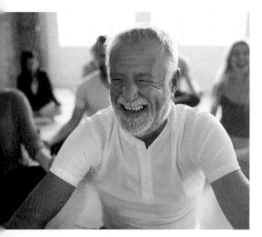

El resultado de la oxigenación es la relajación de los músculos de la cara, cuello, abdomen y brazos. De hecho, la risa conduce a la contracción del diafragma, lo que estimula los órganos circundantes, como el hígado, el bazo, el estómago y el intestino.

El yoga de la risa es un ejercicio potente para el sistema cardiovascular (aumenta la frecuencia cardíaca y disminuye la presión arterial) e incrementa la cantidad de anticuerpos liberados en el torrente sanguíneo. Además, la dopamina liberada durante la risa ayuda a elevar el umbral del dolor y a reducir el cortisol, la hormona del estrés.

Sedante y desintoxicante

El movimiento físico nos ayuda a expulsar las toxinas de nuestro organismo a través del sudor que tienden a acumularse en nuestro organismo. Para potenciar este efecto beneficioso de cualquier deporte, se puede tomar una bebida rica en antioxidantes y desintoxicantes: por ejemplo, un batido de jugo de frambuesa y granada.

Otra consecuencia poderosa del ejercicio físico es que permite prolongar las horas de sueño, además de su calidad. Está comprobado: los deportistas duermen más y mejor que las personas sedentarias. El cuerpo logra regenerarse y se mantienen más bajos los niveles de estrés.

¿Qué otros recursos existen para evitar noches en incómodas, cortas o interrumpidas?

■ Es mejor no realizar ejercicio físico a última hora del día, pero si no hay otra opción, se pueden realizar los movimientos con muy poca intensidad para que no alteren en exceso tu estado de alerta.

■ Darte un baño con agua caliente después del ejercicio es un hábito muy recomendable para que puedas descansar plácidamente.

■ Mantener la temperatura de la habitación entre 15 y 20 grados también puede ayudarte a dormir mejor.

■ Una respiración profunda y relajada es fundamental para obtener un descanso adecuado y una forma de conseguirla es realizar lavados nasales con agua de mar justo antes de irse a dormir, ya que despeja las vías respiratorias e hidrata las fosas nasales.

■ La dieta también influye en la calidad del sueño, por lo que se recomienda que a la hora de la cena elijas alimentos de fácil digestión como el pescado.

Sin diabetes ni Alzheimer

El ejercicio físico mejora las sinapsis entre neuronas, facilita el aprendizaje, fortalece la memoria, y evita estados depresivos y de ansiedad, y ralentizan el desarrollo de la demencia o la enfermedad de Alzheimer. De hecho, algunos expertos consideran que de todos los factores de estilo de vida, el ejercicio es el más importante cuando se trata de preservar las funciones cognitivas.

No es necesario mover demasiado el cuerpo ni recorrer largas distancias: caminar 1.500 metros al día es suficiente para contrarrestar los procesos de declive cerebral. En realidad, la actividad no tiene que ser extenuante y, como hemos visto, el yoga, el tai chi, o prácticas de movimiento consciente como el *mindfulness*, también pueden ser útiles. Se recomienda consultar con el médico para encontrar orientación sobre qué tipos de ejercicio físico puede ser los más indicados.

Y si la actividad con el cuerpo ayuda a prevenir el deterioro mental, el movimiento también es una guerrero a favor de la diabetes, la enfermedad que afecta en el mundo a más de 400 millones de personas. El ejercicio es muy recomendable tanto en la diabetes tipo 1 como en la tipo 2, porque aumenta la absorción de la insulina desde el lugar de inyección hacia la sangre, disminuye los requerimientos porque mejora la sensibilidad a la insulina, y lleva al cuerpo a utilizar más glucosa, por lo que se reducen los niveles de azúcar durante la actividad.

Los ejercicios más aconsejables son los aeróbicos (ciclismo, footing, fútbol...) porque favorecen la circulación sanguínea y la nutrición de todas las células, mientras que es mejor evitar otros, como los de combate, el levantamiento de pesas y en términos generales todos los deportes anaeróbicos puros. Para que el ejercicio sea más eficaz es importante que sea diario y de intensidad y duración parecida.

CUIDADOS PREVENTIVOS

Evitar la pasividad. Esa es la principal premisa que tenemos que cumplir cuando llegamos a la tercera edad porque a menudo se instala cierta indiferencia hacia el propio cuidado, y se ignoran o dejan pasar chequeos que son importantes para nuestra salud.

En las mujeres, sobre todo, las citas con el ginecólogo suelen desaparecer de los calendarios, incluso en la época de la menopausia. Y hay que tener en cuenta que un compromiso con las revisiones médicas son clave para impedir problemas graves. Por eso es imprescindible acudir una vez al año al examen con ecografía transvaginal y a la mamografía, así como mantener la constancia con la auto palpación en el pecho (será una vez al mes).

El cáncer de mama es uno de las enfermedades principales en la salud femenina: incluso hoy en día afecta a 1 de cada 8 mujeres en el transcurso de la vida (aunque la franja que va entre los 50 y los 70 años es la de máximo riesgo). Esta neoplasia es la principal causa de mortalidad por cáncer en las mujeres, con una tasa de mortalidad del 16% en el total de todas las muertes por cáncer.

Lo positivo es que en la actualidad se cura el 85% de las pacientes (casi el doble que hace solo cuatro décadas),

y que los tratamientos son cada vez menos invasivos y más eficaces. Parte de esta evolución favorable se debe a las tareas de prevención: cuando se diagnostica en una etapa temprana, el porcentaje de curación puede llegar a casi el 99% de los casos.

Además de lo relativo al cáncer de mama, las mujeres deberán atentas a la prueba Papanicolaou y a la del Virus del Papiloma Humano (VPH), sobre todo hasta los 65 años, porque a partir de entonces cae el riesgo de cáncer de útero.

Próstata: prevención

En los hombres el cáncer con más incidencia es el de próstata (en 2018 fueron más de 30.000 los casos registrados). La próstata es la glándula sexual del hombre encargada de producir el semen. Es del tamaño de una nuez y se encuentra debajo de la vejiga de la orina, rodeando a la uretra. A diferencia de otro tipo de cáncer, el de próstata se caracteriza por evolucionar de forma muy lenta. Aunque su causa exacta sea desconocida es extremadamente frecuente.

Igual que con el cáncer de mama, la detección temprana ha permitido reducir el riesgo de muerte. La prueba clave a la que debe someterse el paciente es la PSA o prueba del antígeno prostático específico, que mide la concentración en la sangre de una enzima que produce la próstata.

Este tipo de análisis no proporciona una certeza absoluta con respecto

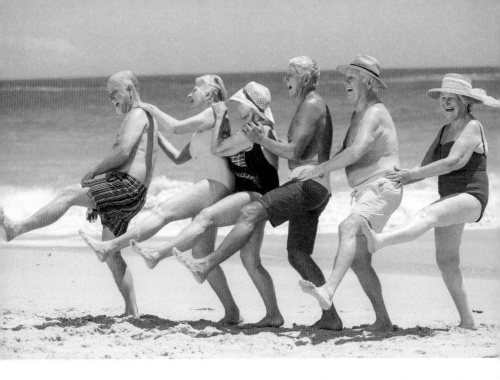

a la presencia de un neoplasma, pero hoy en día es una herramienta muy valiosa para la prevención y detección de irregularidades. Una infección urinaria en curso en el momento del examen, así como la actividad sexual realizada en las 48 horas anteriores pueden crear un falso positivo, elevando los niveles de PSA en la sangre. Y algunos medicamentos para el cuidado de la próstata pueden enmascarar los niveles de PSA y conducir a un falso negativo.

Los síntomas de la enfermedad pueden tardar mucho tiempo, incluso años, en manifestarse. En las fases iniciales, cuando el tumor está limitado a la próstata, puede ser asintomático o acompañarse de síntomas obstructivos leves fácilmente atribuibles a una hiperplasia benigna, como son la incontinencia urinaria; la disminución del calibre o la interrupción del chorro de orina; el aumento de la frecuencia de la micción, sobre todo durante la noche; las dificultades para orinar, y la sensación de escozor durante la micción.

Cuando los tumores son localmente avanzados se acompañan de síntomas obstructivos claros, además puede haber hematuria (sangre en la orina) o signos de infección (estos dos últimos son poco frecuentes). También puede generar un dolor frecuente en la región lumbar y dificultades en las relaciones sexuales.

Cuando se trata de tumores ya muy avanzados puede aparecer edema o hinchazón de piernas (debido al crecimiento de ganglios linfáticos regionales), dolores óseos (por extensión tumoral al hueso) e incluso debilidad o pérdida de fuerza en piernas (compresión de la médula espinal o de las raíces nerviosas). También puede causar insuficiencia renal, pérdida de apetito y de peso o anemia.

Además del PSA para su detección temprana, existen actualmente otras pruebas que lo diagnostican (que el médico especialista evaluará si son convenientes para el paciente):

■ **Examen rectal digital** (tacto rectal): En esta prueba, mediante un guante lubricado, el médico inserta un dedo en el recto del paciente para detectar la existencia de alguna área irregular dura (hinchazón o protuberancia), que podría ser indicio de cáncer. A pesar de ser incómoda, se trata de una prueba rápida e indolora.

■ **Examen de orina:** Con una muestra de orina, el médico puede determinar si ésta tiene sangre o señales de alguna anomalía, como podría ser una infección, hiperplasia (agrandamiento) de próstata o marcadores tumorales.

■ **Ecografía transrectal** (TRUS): Uso de ondas sonoras para crear una imagen de la próstata en una pantalla de vídeo en la que se podrán detectar pequeños tumores. La colocación de la sonda en el recto puede ser incómoda, pero no dolorosa. La prueba se efectúa en la consulta médica y su duración oscila entre 10 y 20 minutos. Este método es seguro pero costoso.

■ **Biopsia de próstata:** El diagnóstico del cáncer de próstata solo puede confirmarse tomando una muestra de tejido (biopsia). La biopsia consiste en la inserción de una aguja en la prósta-ta con la intención de extraer parte de su tejido celular y analizarlo.

Superados los 75 años, además de la prueba de la PSA para los hombres y las mamografías para las mujeres, se deberán repetir las pruebas de rutina una o dos veces al año, según las condiciones de salud individuales y las indicaciones del médico.

Otros exámenes recomendados para esta etapa son: prueba de coagulación, un electrocardiograma y una radiografía de tórax, revisión del colesterol, de azúcar en sangre, de dientes y visión; cada 2 años, una prueba de heces para la investigación de sangre oculta; cada 3-5 años inspeccionar la boca y la laringe (sobre todo en los fumadores y los bebedores habituales de alcohol); y realizar una pancolonoscopia básica según el criterio del médico.

La creatinina para los riñones

Entre los 70 y los 75 años es evaluar la creatinina en la sangre, que señala cualquier tipo de problema con la función renal. La creatinina es una sustancia orgánica que se produce a consecuencia de la degradación de la creatina, un compuesto de los músculos. Su presencia forma parte del metabolismo de los músculos y sus valores suelen permanecer estables; sin embargo, si sus niveles en sangre se elevan por encima de lo que se considera normal, podría ser un signo de enfermedad renal, ya que los riñones son los encargados

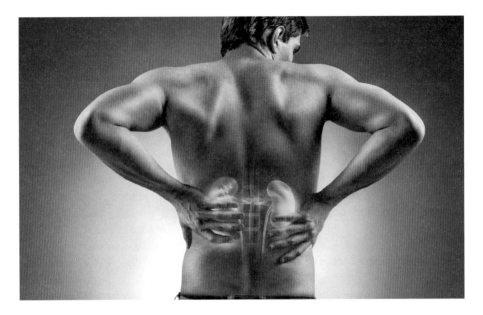

de filtrar la creatinina, para que se excrete a través de la orina.

La prueba indicada para determinar los valores de creatinina es el análisis de sangre, que se suele repetir al cabo de unos meses. Para interpretar sus resultados, además, el especialista tiene en cuenta el tipo de alimentación del paciente –que es otro factor de riesgo para que suba la creatinina–, y si está tomando suplementos nutricionales o fármacos que pudieran alterar sus niveles.

Algunos síntomas que pueden indicar que una persona tiene un exceso de creatinina son: alteraciones en la orina (su color pasará a ser rojizo, aumentará la frecuencia de micción, o experimentará dolor al orinar); fatiga y dolor de cabeza; náuseas, vómitos o falta de apetito; picores en la piel; hinchazón en pies y manos; pérdida de peso sin razón aparente.

Introducir algunos cambios en la dieta puede contribuir a bajar los niveles de creatina. Entre ellos:

■ Aumentar el consumo de frutas, verduras y hortalizas frescas. Cinco piezas o raciones al día.

■ Elegir alimentos diuréticos como la piña, los espárragos, las alcachofas o la cebolla.

■ Beber suficiente agua (entre un 1,5 y 2 litros al día). Es cierto que las personas con enfermedad renal no pueden tomar muchos líquidos, pero la escasez de fluidos y la deshidratación elevan los niveles de creatinina en el organismo.

■ Disminuir el consumo de proteínas, especialmente de origen animal.

■ Ingerir más fibra alimentaria, que no solo equilibra el sistema digestivo, sino que también contribuye a reducir los niveles de creatinina.

■ Ciertas plantas medicinales ayudan a mejorar la función renal. Es el caso de la cola de caballo, la grama, el ginseng, el diente de león, la canela o la manzanilla.

Cara a cara con el ictus

Un ictus o un accidente cerebrovascular isquémico es una consecuencia de estenosis, trombos o émbolos que, al bloquear una arteria cerebral, reduce o impide la circulación sanguínea en un área circunscrita del cerebro que causa daño neurológico más o menos grave.

En España cerca de 120.000 personas sufren cada año este accidente, que se produce en mayor proporción entre personas de más de 65 años. La edad aumenta el riesgo, pero el principal causante es el sistema cardiovascular: la hipertensión, la obesidad, la hiperglucemia, el colesterol, el tabaquismo, el estilo de vida sedentario o una dieta poco saludable.

Con una adecuada prevención de los factores de riesgos el 90% de los casos podría evitarse; eliminar incluso uno solo de estos factores reduce en cinco años el peligro de sufrir una trombosis. ¿Cómo identificarlos? Los síntomas del ictus generalmente se producen de forma brusca e inesperada y, aunque su tipología depende del área del cerebro que se vea afectada. Los indicios más comunes son la alteración repentina en el lenguaje, con dificultades para hablar o entender; y la pérdida súbita de fuerza o sensibilidad en una parte del cuerpo, que generalmente afecta a una mitad y que se manifiesta sobre todo en la cara y en las extremidades. Por otro lado, hay una alteración inesperada de la visión, como pérdida de visión por un ojo, visión doble o incapacidad para apreciar objetos en algún lado de nuestro campo visual; así como la falta de coordinación de un momento a otro o un dolor de cabeza muy intenso.

Además, hay tres pruebas breves que pueden demostrar si una persona está afectada por la isquemia, para poder actuar con mayor rapidez: 1) pedirle que sonría para detectar una parálisis facial (la boca torcida o una asimetría en la cara pueden ser muestras del ictus); 2) pedirle que estire los brazos 10 segundos con los ojos cerrados; 3) pedirle que repita una oración corta para evaluar si hay alguna alteración en el idioma.

Si hay anomalías en una de estas tres demandas, se llamará con rapidez al servicio de urgencia para que la intervención médica se realice con la mayor brevedad.

LO MÁS IMPORTANTE

Hábitos saludables

Evitar la pereza y el encierro, mantener un calendario activo, cultivar las relaciones sociales y practicar la lectura y los hobbies. Mantener una actitud abierta y curiosa.

Alimentación

El requerimiento de calorías es reducido (1,600 kcal / día para los hombres y 1,400 kcal/día para las mujeres). Es recomendable reducir el consumo de sal y de harinas refinadas, ingerir frutas y verduras, dar prioridad a las proteínas, no descuidar la hidratación (1,5 -2 litros al día) y restringir la dosis de vino diario: 2 vasos en el caso de los hombres y 1 vaso si es una mujer.

Ejercicio físico

Actividad aeróbica durante al menos 30 minutos al día. Se recomienda caminar a paso ligero, montar en bicicleta o hacer ejercicio. Practicar el yoga o el tai chi para mejorar el equilibrio y contrarrestar la rigidez.

Cuidados preventivos

Cada año se deberá realizar análisis de sangre para el colesterol total, HDL, la glucemia y la función renal, el examen urológico, ECG y chequeo con radiografía de tórax. Cada 2 años, será el turno del examen de heces para la investigación de sangre oculta y de un electrocardiograma bajo estrés. Según las recomendaciones del médico se realizará una segunda pancolonscopia, además de un examen ocular y dental. Si está expuesto a factores de riesgo como fumar y tomar alcohol, cada 3-5 años debe programar una revisión de la cavidad oral y la laringe.

Los hombres deberán revisar cada año el PSA (antígeno prostático específico) y las mujeres deberán autoevaluarse el pecho cada mes, además de realizar un chequeo anual ginecológico y de mama (mamografía). No descuidar las pruebas VPH y del Papanicolau cada 2-3 años.

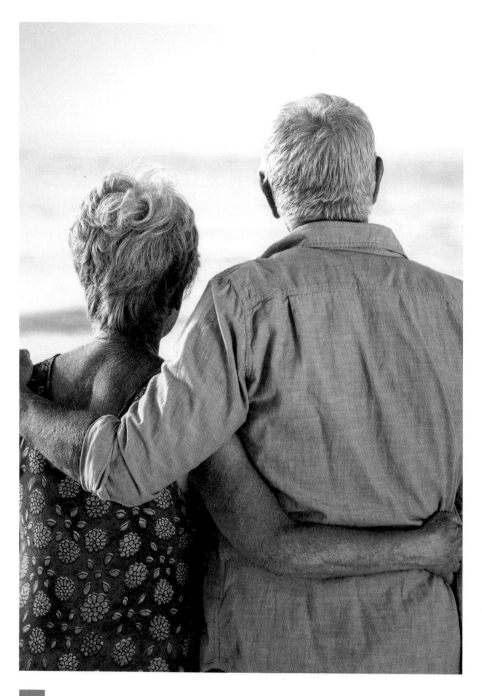

Más de 82 y hacia los 100 años

Para llegar de forma saludable a los 100 años, es ahora cuando el cuerpo y la mente necesitan de más compromiso. Llegar a octogenario es un mérito en sí mismo y la longevidad podrá continuar su evolución si seguimos practicando un estilo de vida saludable.

Estos cuidados no pretenden aspirar a una vida eterna o empeñarse en la meta de cumplir años, el objetivo es más bien lograr el disfrute del día a día, para enriquecernos de las experiencias, aumentar nuestra sabiduría y crecer en plenitud.

HÁBITOS SALUDABLES

El optimismo es una de las cualidades que distingue a los ancianos saludables: Las emociones, sentimientos y estados de ánimo positivos siempre se han relacionado con la longevidad. Ahora varios estudios confirman que hay un menor riesgo de morir de infección, de tener un ictus, de fallecer de enfermedad cardiaca o respiratoria o de un cáncer si le damos la espalda a los pensamientos negativos.

Pero ser optimista no significa estar siempre alegre, sino creer que pasarán cosas buenas en el futuro. Se ha observado que la esperanza y la extroversión o la tendencia de hablar y compartir favorecen la salud y fortifican las defensas naturales.

Algunas investigaciones apuntan a que algo tan simple como pedir a la persona que escriba o piense en los mejores resultados posibles para diversas áreas de su vida, o anotar los actos de amabilidad recibidos y las cosas por las que se puede estar agradecido cada día, permiten modificar la percepción y la actitud vital y pueden servir para mejorar la salud en el futuro. ¿Qué beneficios aporta el optimismo?

■ **Menos estrés.** No se anticipa el futuro con angustia, y se afrontan las situaciones adversas de forma más sosegada y sana.

■ **Mayor resiliencia.** Los optimistas no se dan por vencidos; ven los retos como algo alcanzable y motivador. Incluso si esos retos incluyen problemas graves ven que con esa actitud los pueden superar.

■ **Más eficacia.** Como perciben las situaciones y contratiempos de la vida diaria con mucho menos estrés pueden actuar de forma mucho más eficaz en el trabajo, con la familia y con los amigos.

■ **Más apoyos.** Construyen relaciones sociales más fuertes que los pesimistas y su menor hostilidad hace que tengan más apoyos en caso de situaciones adversas.

■ **Buenos hábitos.** Tienen la perspectiva de vivir cosas buenas en el futuro y se cuidan más, comen mejor, hacen más ejercicio, duermen mejor. Y enfocan las situaciones difíciles de forma más sana, con menos excesos.

Red social sólida

Como hemos visto al principio, en la isla japonesa de Okinawa, el 15% de la población tiene más de 110 años. Allí los centenarios se sienten arropados por una red social sólida y confiable basada en la solidaridad y la ayuda. No aislarse, sino mantener relaciones con las personas más cercanas y tener un espíritu participativo es una de las reglas de oro para una vida sana y satisfactoria.

Por supuesto, esta extraordinaria longevidad está vinculada a otros hábitos como el ejercicio físico regular o una dieta equilibrada, rica en pescado, frutas y verduras. Otra peculiaridad de Okinawa es que sus habitantes nunca sobrecargan su plato. En vez del tradicional «buen provecho" dicen en la mesa «Hara hachi bu», que se traduce como «deténgase antes de estar demasiado lleno". Este enfoque mesurado no solo se refleja en la comida, sino también en la filosofía y la tranquilidad con la que abordan el día a día.

En sus previsiones, la jornada siempre incluye algún pasatiempo (una excursión con los amigos, una clase de baile o ver una película por la noche) y algún tipo de atención hacia el otro (ya sea de la propia familia, como el nieto, o hacia un animal doméstico, o el cuidado de plantas en un rincón de la casa). El acto de dar potencia la sensación de conexión y provoca en la persona un estado de felicidad.

Reír para vivir más

Otra de las grandes armas contra el envejecimiento es el humor: es útil para relativizar las situaciones duras de la vida y para reducir el ciclo infinito de la obsesión. Tener sentido del humor es aprender a percibir la vida desde ópticas más alegres y felices.

El solo hecho de reírse modifica nuestra química interna: disminuye la secreción de adrenalina, que es la hormona del estrés, y aumenta la cantidad de células inmunitarias que luchan contra los agentes infecciosos. La risa, podríamos decir, favorece seriamente la salud.

Y para saber adaptarse a los inevitables cambios que suceden en una (larga) vida, la flexibilidad mental es otra de las características de las personalidades más vitales. De nada sirve rechazar la realidad, por descorazonadora que parezca. Es más inteligente comprender la situación y encontrar soluciones. El quid de la cuestión es adaptar el pensamiento a las circunstancias.

El amor en la vejez

El amor es una combinación de sentimientos que involucra cariño, atracción, afinidad de pensamiento e interés. En la tercera edad, se manifiesta de otro modo que en la juventud, como es lógico, pues el cuerpo que experimenta es otro y se expresa de modos distintos.

Para disfrutar de una sexualidad en esta etapa de la vida es preciso reconocer y adaptarse a los cambios físicos que se producen en el organismo. Es cierto que existen factores asociados a la edad que inciden directamente en la disminución de la libido (como pueden ser enfermedades o algún tipo de medicamento), pero el deseo continúa, aunque sea para expresarse de otros modos: a través de miradas, caricias, besos, y no siempre culminando por completo el acto sexual.

ALIMENTACIÓN

Con los años se producen una serie de cambios fisiológicos que alteran el bienestar de las personas y en el que la alimentación juega un papel importante para preservar la calidad de vida. Sin embargo, se observa que la gran mayoría de las personas ancianas llevan, por el contrario, una dieta pobre y monótona, lo que conlleva riesgos más o menos graves de desnutrición y un déficit calórico importante.

A menudo, es la soledad la que aleja de la cocina a las personas, que no encuentran el aliciente suficiente en su (escaso) apetito para cocinar adecuadamente.

A continuación se detallan algunas recomendaciones que pueden incentivar a la recuperación de una dieta rica y saludable:

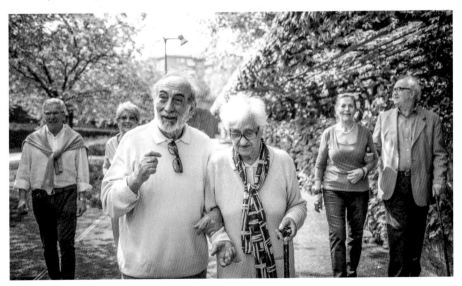

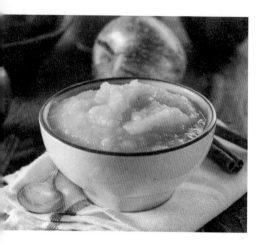

■ **Desayuno:** Empieza el día con un desayuno completo lleno de energía. Puedes optar por cereales + compota + zumo natural.

■ **Frescos:** Incluye alimentos frescos y de temporada, ya que así tendrás los aportes necesarios de vitaminas y minerales.

■ **Huesos:** Para combatir los problemas con los huesos, elige alimentos ricos en calcio y vitamina D (que ayuda a absorber y fijar el calcio que necesitas). Puedes optar por garbanzos, judías blancas, avellanas, boquerones, sardinas o lácteos.

■ **Sabor:** Si notas que el gusto o el olor de las comidas es escaso, opta por alimentos con sabores potentes, enriquécelos con hierbas aromáticas o elige cocciones (como el vapor o el papillote) que concentren su sabor.

■ **Masticar:** Adapta tus comidas a tu capacidad masticatoria. Selecciona sopas, cremas suaves, preparados triturados o flanes dulces o salados.

■ **Proteínas:** Tómalas en un porcentaje del 60% de origen animal y el 40 % de origen vegetal. Son muy importantes para mantener en forma tus músculos.

■ **Variedad:** Opta por una dieta variada y equilibrada, en la que aparezcan todos los grupos de alimentos: carbohidratos (pastas, arroces, patatas y cereales), frutas, verduras y hortalizas, aceite de oliva, proteínas (carne, aves, pescado, huevo y legumbres) y lácteos (escasos).

■ **Agua:** Con los años la sensación de sed disminuye. Es fundamental que tomes alrededor de 2 litroso de agua al día (no esperes a tener sed), también con caldos o infusiones. Una correcta hidratación ayuda a lubricar las articulaciones, establece una correcta regulación de la temperatura corporal, mantiene la piel elástica y las membranas mucosas, y previene las infecciones del tracto urinario y el estreñimiento.

■ **Inapetencia:** Si no tienes demasiado apetito, opta por comidas de poco volumen y come cada 3 o 4 horas. Una buena opción son los platos únicos.

Té verde

Un buen componente de nuestra dieta saludable es sin duda el té verde, sinónimo de salud y conocido como la bebida de la eterna juventud. Aporta grandes beneficios, entre otros, por la gran cantidad de antioxidantes y polifenoles que contiene, y que son muy saludables para nuestro cuerpo y mente.

Esta bebida, con una larga tradición en China, Japón y la India, ayuda a combatir los radicales libres, responsables de acelerar nuestro envejecimiento y de aumentar el riesgo de desarrollar cáncer y otras enfermedades graves. Para combatirlos el cuerpo produce naturalmente antioxidantes, pero a menudo no son suficientes (en contra, nos juega la contaminación, el hábito de fumar, la exposición excesiva a los rayos UV, el sedentarismo, algunos medicamentos y una dieta poco saludable).

El té verde refuerza en antioxidantes a nuestro metabolismo, por lo que ayuda a combatir el envejecimiento; reduce el riesgo de cáncer, de enfermedades del corazón y de artritis; ayuda a fortalecer los huesos y a bajar el colesterol; estimula el sistema inmune; contribuye a una reducción del estrés; fortalece la memoria; protege contra el Alzheimer y el Parkinson; alivia las alergias; y ayuda a prevenir caries, infecciones de oído o resfriados. No es extraño entonces que un antiguo proverbio chino rece así: «Es mejor pasar tres días sin comida que uno sin té".

Comer para dormir

Para poder conciliar bien el sueño, y que el se repare de forma eficiente durante las horas de descanso nocturnas, es aconsejable evitar las cenas copiosas así como los alimentos o bebidas estimulantes, como el café, el té (también el verde) o el chocolate.

Por el contrario, tendrá los efectos deseados una infusión caliente de manzanilla u otras sustancias saludables como el espino, el bálsamo de limón y la valeriana. Atención con no beber demasiada cantidad, pues las ganas de orinar podrían perturbar de noche, y con tomar alcohol, pues aunque induce al sueño en un primer momento, la calidad del descanso baja considerablemente. Tampoco es indicado cenar muy tarde: se recomienda que sea como mínimo dos horas antes de acostarse, para facilitar la digestión.

Los aliados de un buen descanso son los frutos secos y aquellas legumbres y frutas (como el plátano) que contienen triptófano, un aminoácido que es muy importante para la síntesis de serotonina y melatonina, que son las hormonas que regulan el humor y el ritmo del sueño y la vigilia.

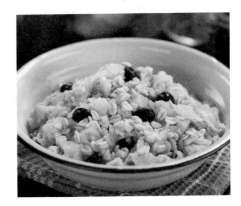

EJERCICIO FÍSICO

El movimiento en esta etapa de la vida es fundamental aunque, a menudo, hay una pérdida de capacidad de marcha y equilibrio (que son claros indicativos de riesgo para la salud). Los trastornos de la movilidad aumentan con la edad, lo que lleva a la persona a un estado de dependencia progresiva y de abandono de sus actividades sociales que, paulatinamente, pueden llevarle a la inmovilidad total.

Por eso es importante mantener las fuerzas físicas bien entrenadas: lo ideal sería realizar actividades al menos 3 veces a la semana, combinando una hora de ejercicio en el gimnasio, bajo la guía de un especialista, con, al menos, 2 horas de entrenamiento cognitivo. Para obtener beneficios globales, la puesta en forma debe incluir actividad física así como estimulación cognitiva e interacción social.

Un escenario ideal contemplaría aquellas actividades de ocio que sean divertidas y estimulantes para la persona (y que, a su vez, entrenaran mente, cuerpo y espíritu). Es decir, planes como una excursión en grupo, una clase de danza, o cursos de musicoterapia o escritura creativa.

Tampoco deben subestimarse como método de entrenamiento las obligaciones diarias: la limpieza del hogar, la preparación de las comidas o la compra semanal. Estos actos cotidianos estimulan las diferentes habilidades relacionales, la memoria, la orientación espacial y las habilidades léxicas.

Según la situación de la persona y su estado físico y/o mental, estas rutinas pueden contar también con apoyo y compañía. Uno de los riesgos más peligrosos de la movilidad, a esta edad sobre todo, es la sufrir accidentes o caídas. Los traumas que se derivan pueden tener consecuencias graves, si no irreversibles, en el cuerpo.

Esquivar las caídas

El 50% de los mayores de 80 años tiene al menos una caída doméstica al año. La mayoría de ellos «reinciden», es decir, vuelven a sufrir una nueva caída, debido a tres factores: el miedo a caer, los síntomas depresivos y una discapacidad básica.

Para estar a salvo de este riesgo, es importante tomar algunas medidas:

- Realizar un buen seguimiento del estado de salud y el control de la medicación.
- Imponer un ritmo tranquilo en las acciones, sin prisas.
- Disponer de buena iluminación en los ambientes.
- Tener interruptores cerca de las puertas y de la cama.
- En el baño, instalar barras de sujeción, que ayuden a incorporarse, agarrarse y levantarse.
- Evitar suelos irregulares, deslizantes y resbaladizos.
- Eliminar obstáculos, sobre todo en las zonas de paso.
- Procurar utilizar zapatos cómodos, que sujeten bien el pie.

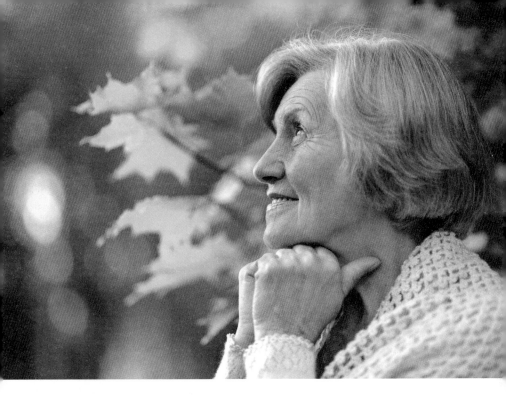

Es conveniente, además, la práctica de ejercicio físico destinado a mejorar la coordinación y el equilibrio. Caminar en una cinta o realizar movimientos de pilates, tai chi o yoga puede ser de gran ayuda en este sentido ya que contribuyen a disolver la rigidez, mejoran el equilibrio y la coordinación y resuelven el estado de ánimo.

La postura es lo primero

Adoptar una postura correcta al caminar es fundamental para evitar todo tipo de problemas de salud. No solo para evitar las caídas, sino también porque una mala colocación puede provocar dolores de cuello y espalda, o ser la causa de artritis, mala circulación, dolores musculares o estreñimiento. Y hay que recordar que muchas veces la posición afecta también a nuestro estado emocional: con la postura adecuada cualquiera puede parecer más joven, más delgado y más seguro de sí mismo. Es una cuestión de actitud.

¿Qué hay que tener en cuenta para una buena postura?

- Mantener el mentón hacia adentro y la nuca estirada.
- La nariz deberá estar en la misma línea vertical que el ombligo.
- La barbilla cuelga y la mandíbula está relajada.
- La cabeza empuja hacia el cielo.
- Los hombros se mantienen sin tensión.
- Los brazos descansan desde los hombros.
- La columna vertebral está bien recta.
- Al estar sentado, nos apoyamos sobre los ísquiones y glúteos.
- Al estar de pie, flexionar las rodillas ligeramente.
- La vista al frente.

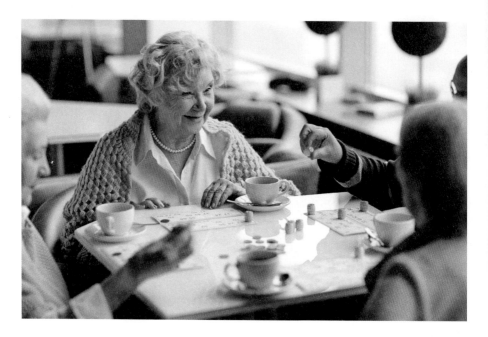

Caminatas para vivir más

Realizar caminatas es una de las mejores opciones para mantener el cuerpo en forma y alejar el riesgo de demencia, depresión o deterioro cognitivo. Unos 30 minutos de marcha a paso rápido activará el sistema circulatorio, contribuirá a reducir los niveles de colesterol y de azúcar en la sangre, e impulsará los sistemas inmunológico y endocrino: entre otras cosas se liberarán endorfinas que nutrirán la sensación de bienestar.

Para que la actividad tenga los efectos esperados, es necesaria cierta regularidad: caminar al menos mil pasos 2-3 veces a la semana. Y si es con un compañero al lado, mucho mejor: será un incentivo para mantenerse estable en el esfuerzo.

Otra de las actividades recomendadas es la llamada caminata nórdica, una forma de ejercicio al aire libre que consiste en caminar con la ayuda e impulso de bastones similares a los utilizados en el esquí. Puede practicarse muy bien en los caminos en campo abierto, pero también en las avenidas o los parques de la cuidad.

Los bastones no solo ayudan a mantener mejor el equilibrio y evitan el riesgo de caer, sino que contribuyen a poner en movimiento las piernas, los brazos, los hombros e incluso los músculos de la espalda. Por lo tanto, es un ejercicio completo que combina la actividad aeróbica con el fortalecimiento muscular y que permite quemar hasta un 45% más de calorías que en una caminata normal.

CUIDADOS PREVENTIVOS

Observar nuestro cuerpo frente al espejo cada cierto tiempo para ver qué ha cambiado en él, puede ser una buena manera de atajar una enfermedad: dedicarle cinco minutos a esta tarea puede suponer la detección a tiempo de un tumor o de otro tipo de padecimientos. Así, explorar nuestra propia anatomía multiplica las posibilidades de tratar con éxito (y tiempo) una eventual enfermedad, convirtiéndose en un accesible recurso de prevención.

Para nuestra psique, deberemos estar atentos también a indicios importantes que denoten la presencia de una demencia o de la llegada incipiente del Alzheimer. Para detectar estos trastornos cognitivos, y actuar con máxima rapidez, podemos fijarnos en señales como: cambios de memoria, dificultad para planificar o resolver problemas, dificultad para desempeñar tareas habituales, desorientación de tiempo o lugar, problemas con las palabras escritas o habladas, pérdida de iniciativa, o poner las cosas en lugares erróneos y no poder volver sobre los pasos propios para encontrarlas.

(Sí son propios de la edad y no deben preocupar: tomar decisiones erróneas de vez en cuando, olvidar un pago mensual, olvidar qué día es y recordarlo luego, perder las cosas de vez en cuando, olvidar qué palabras usar algunas veces).

En caso de duda, puede consultarse a un especialista, que podrá realizar exámenes minuciosos para evaluar la salud del cerebro. La resonancia magnética, por ejemplo, es una prueba nada invasiva que podrá registrar las variaciones en el flujo sanguíneo o el nivel de oxigenación cerebral en respuesta a estímulos sensoriales, motores y cognitivos.

Los análisis médicos son un valioso instrumento para la prevención; con todo, es recomendable no perder los buenos hábitos y actuar con racionalidad a la hora de someterse a estos exámenes (que, además, en algunos casos estresan a nuestro cuerpo).

Con más de 85 años, la agenda de salud demanda una vez al año exámenes de rutina completos con análisis de sangre, orina y lo que sugiera el médico de atención primaria según la situación específica del paciente. También debe ser programado el control de los dientes y los pies, y es recomendable, sobre todo en el caso de los fumadores, una radiografía anual de tórax.

En cuanto a los cuidados específicos para las mujeres octogenarias, en este período la agenda de cuidados ginecológicos no es tan intensa: no deberán descuidar la auto palpación del pecho y la cita ineludible con la mamografía, pero ya no será necesario someterse a las pruebas de Papanicolaou y pruebas de VPH.

Los hombres, por su parte, tendrán que asegurar los niveles de PSA en sangre, a través de exámenes anuales, y deberán alertar a tiempo incluso las más leves perturbaciones que se sientan durante la micción.

El envejecimiento de los ojos

Con la llegada de los años es común que nuestra visión se vea afectada y no tengamos la misma capacidad de ver. Una serie de problemas comunes pueden influenciar: la presbicia, por ejemplo, que es la pérdida lenta de la habilidad para ver objetos cercanos o letras pequeñas; las manchas flotantes, unos puntos diminutos o «telarañas" que parecen flotar a través de la visión; el lagrimeo o exceso de lágrimas; o problemas con los párpados, como enrojecimientos, hinchazón o picor.

Otros trastornos, en cambio, pueden derivar en una pérdida de la visión y ceguera (cataratas, enfermedades de la córnea, ojos secos, glaucoma o trastornos de la retina). Por eso someterse a exámenes con regularidad es la mejor protección para la vista: muchas enfermedades, si se detectan con tiempo, pueden ser reversibles.

Sea como fuere, al llegar a una edad avanzada, es común tener una visión baja, porque nuestra capacidad de ver está disminuida, y no puede corregirse con anteojos, lentillas, medicamentos o cirugía.

Ocurre si hay problemas para ver lo suficientemente bien como para poder realizar tareas diarias, como leer, cocinar o coser a máquina, o cuando no se pueden reconocer las caras de los amigos o de los familiares. Otro de los síntomas es leer con problemas los rótulos de señalización en las calles o percibir como menos brillantes las luces.

En estos casos se puede consultar a un profesional del cuidado de los ojos, para que sus consejos permitan realizar las tareas diarias y manejar el día a día. Estas ayudas incluyen materiales de lectura con letras grandes, dispositivos que amplifican el tamaño de los objetos, televisores de circuito cerrado, libros de audio, máquinas de lectura electrónica u ordenadores que utilizan letras más grandes o con softwares capaces de leer el texto en voz alta. A veces, cambiar el tipo de iluminación en la habitación puede ayudar.

También contribuye a esta situación escribir con rotuladores grandes negros; utilizar papel con líneas grandes que ayuden a no torcerse; colocar cintas de colores en el borde de los escalones para ayudar a verlos y prevenir caídas; o instalar interruptores y enchufes eléctricos de colores oscuros que se puedan ver fácilmente cuando están colocados en paredes de colores claros.

Puede ser útil además usar teléfonos y relojes de pared con números grandes; o instalar rótulos con letras grandes en el horno microondas y en la estufa.

Si súbitamente no puede ver o todo se ve oscurecido; si ve destellos de luz; tiene dolor en los ojos; visión doble; o enrojecimiento o hinchazón en los ojos o párpados, no dude en acudir al médico.

LO MÁS IMPORTANTE

Hábitos saludables

Mantener la mente entrenada, el pensamiento positivo y el buen humor. Rodearse de gente querida para socializar: para expresar su estado de ánimo y sentirse querido y apoyado.

Alimentación

Las calorías requeridas son entre 1.100 y 1.200 día. No descuidar la ingesta calórica, la cantidad de nutrientes ni la hidratación (beber 2 litros de agua al día).

Ejercicio físico

Actividad física regular durante al menos 30 minutos al día. Se recomienda yoga, pilates, danza y caminatas para el fortalecimiento muscular, la coordinación y el equilibrio.

Cuidados preventivos

Pruebas de rutina 1-2 veces al año, control de dientes y pies. Exámenes de audición y (para fumadores) de tórax. Los hombres deberán acudir a la prueba de PSA cada 1 o dos años, y las mujeres se realizarán una mamografía con la misma periodicidad.

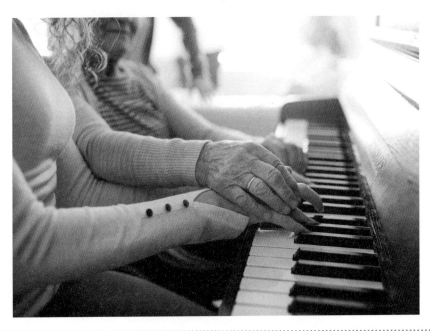

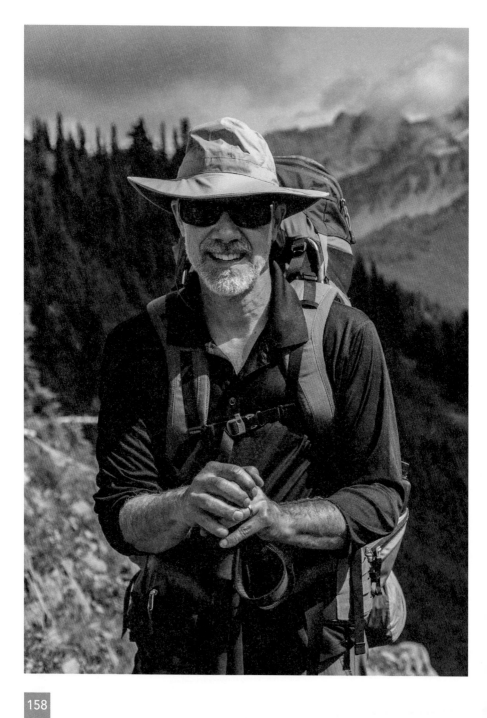

Apéndice

Alimentos y suplementos para alargar la vida

La longevidad es uno de los objetivos de la ciencia humana desde siempre, y mucho antes de que Ponce de León buscara la mítica fuente de la juventud. Sin embargo, es en estos últimos años que aparecen cada vez más estudios e investigaciones que relacionan el uso de determinados alimentos, vitaminas y antioxidantes en general, minerales, fármacos y diversos compuestos para prolongar la vida. El resultado sobre la longevidad humana está todavía por ver, pero algunas de las recomendaciones para hacer más lento el proceso de envejecimiento tienen sentido y parecen razonables. Vamos a ver en este apartado las recomendaciones más relevantes.

Expectativas vitales

Las expectativas vitales hacen referencia al número medio de años que una persona, en una población determinada, espera vivir, mientras que la duración de la vida se refiere a la edad máxima que puede alcanzar el miembro de una especie. A lo largo del siglo pasado, pero sobre todo en estos momentos, se están logrando avances impresionantes en la prolongación de la vida. Por ejemplo, en EE.UU: desde los 45 años (en 1900)

hasta los 71 años para los hombres y los 78 años para las mujeres (en 1983).

Sin embargo, este aumento de las expectativas vitales se debe casi por completo a una disminución de la mortalidad infantil; en contraste, la duración de la vida permanecería constante durante aquel período. Aumentar las expectativas vitales implica reducir las causas de muerte prematura. Dado que las enfermedades cardiovasculares causadas por la aterosclerosis son el número uno de los asesinos de los americanos (y el cáncer el número dos), se deben hacer todos los esfuerzos posibles para reducir el riesgo de tales enfermedades.

¿Qué produce
el envejecimiento?
El límite Hayflick
Cuando una persona envejece, empiezan a aparecer cambios fisiológicos y estructurales. Sin embargo, la razón de estos cambios sigue siendo el centro de la controversia. Como resultado de investigaciones en gerontología hay diversas teorías interesantes sobre el envejecimiento. Básicamente, de dos tipos de teorías: las teorías de la programación y las teorías del dete-

rioro. Las teorías de la programación creen que hay algún tipo de reloj genético que determina cuándo comienza el envejecimiento, mientras que las teorías del deterioro creen que el envejecimiento es el resultado de la acumulación de deterioros en las células y los materiales genéticos.

En 1912, en un laboratorio del Instituto Rockefeller, el Dr. Alexis Carrel, uno de los .biólogos más famosos de su tiempo, comenzó un experimento que duraría más de 34 años. El Dr. Carrel se propuso descubrir cuánto tiempo podrían mantenerse, dividiéndose, los fibroblastos de pollo. Los fibroblastos son células del tejido conectivo que fabrican el colágeno.

Alimentados con un caldo especial que contenía un extracto de embrión de pollo, los fibroblastos de pollo crecían bastante bien en frascos. Se dividían y formaban nuevas células, desechando periódicamente el exceso de células. Este sistema de 'cultivo de tejidos' siguió dividiéndose durante 34 años, hasta dos años después de la muerte del Dr. Carrel, cuando sus colaboradores se deshicieron del cultivo. El trabajo del Dr. Carrel apuntó la idea de que las células son intrínsecamente inmortales si se desarrollan en un ambiente ideal.

Pero esta idea fue desechada a comienzos de la década de 1960, cuando el Dr. Leonard Hayflick observó que los fibroblastos humanos en cultivos de tejidos no se dividían más de unas 50 veces.

¿Por qué existía tal discrepancia? Parece ser que el Dr. Carrel había añadido, inadvertidamente, fibroblastos nuevos 'frescos' contenidos en su caldo de embrión usado como nutrición del cultivo de tejidos (nuevas células se habían ido añadiendo repetidamente a los cultivos de tejidos).

Hayflick descubrió que si congelaba las células en cultivo después de 20 divisiones, cuando fueran descongeladas y realimentadas 'recordarían' que les quedaban solo 30 divisiones. Cincuenta divisiones o duplicaciones de la célula es el límite Hayflick. Cuando los fibroblastos se acercan a las 50 divisiones, comienzan a envejecer; se hacen más grandes y acumulan una mayor cantidad de lipofuscina, el pigmento amarillo responsable de las manchas de la vejez.

Teoría de la programación
Basándose en el límite de Hayflick, algunos gerontólogos han teorizado sobre la existencia de un reloj genético dentro de cada célula que determina cuándo comienza el envejecimiento. Otra teoría de la programación implica al sistema endocrino. En la versión más popular de esta teoría, se piensa que el 'reloj' del envejecimiento reside en el hipotálamo, una zona del cerebro del tamaño de un guisante que controla la glándula pituitaria y, de este modo, el sistema endocrino. El hipotálamo puede ordenar a la pituitaria que libere ciertas hormonas que provocan el envejecimiento.

Reparación del ADN

El material genético, ADN, es el responsable de la transmisión de las características de una generación de especies o células a otra. Los deterioros en la estructura del ADN originan mutaciones (expresión de material genético diferente), o las células simplemente se mueren o son destruidas. El deterioro del ADN se debe, en gran medida, a los radicales libres.

El ADN es bombardeado constantemente por radicales libres y otros compuestos que pueden producir deterioros. Sin embargo, el cuerpo tiene enzimas que reparan los deterioros del ADN, y las diferencias de la duración de la vida entre los mamíferos dependen básicamente de la capacidad del animal o del ser humano para reparar el ADN deteriorado.

Por ejemplo, la máxima duración de vida del ser humano (unos 120 años) es más del doble que la de un chimpancé (unos 50 años) porque la reparación del ADN es mucho más efectiva en el hombre.

La investigación ha puesto de manifiesto que las células viejas no pueden reparar el ADN con tanta rapidez como las células jóvenes. Parece que la naturaleza ha establecido que el ritmo de reparación del ADN sea inferior al ritmo del deterioro, de forma que los animales puedan acumular mutaciones y evolucionar. Si la reparación fuera perfecta, no solo desaparecería el envejecimiento, sino que tampoco habría evolución.

Teoría de los radicales libres

La teoría de los radicales libres del envejecimiento postula la idea de que el deterioro causado por los radicales libres contribuye al envejecimiento y a las enfermedades relacionadas con el mismo.

Los radicales libres se definen como moléculas altamente reactivas que pueden unirse a otros componentes celulares y destruirlos, y pueden provenir de nuestro medio ambiente (luz solar, rayos X, radiación, derivados químicos), de los alimentos o las bebidas ingeridas, o ser producidos dentro del cuerpo durante reacciones químicas. La mayoría de los radicales libres presentes en nuestro cuerpo son realmente producidos por este. No obstante, la exposición a los radicales libres del ambiente y de los alimentos aumenta en gran proporción la carga de radicales libres del cuerpo.

El humo del tabaco es un buen ejemplo de cómo aumentar la carga de radicales libres. Otras fuentes ex-

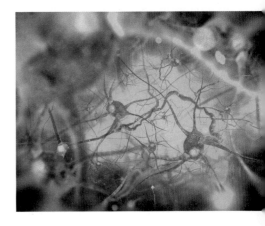

ternas de radicales libres son la radiación, los contaminantes atmosféricos, los pesticidas, los anestésicos, los hidrocarburos aromáticos (productos basados en el petróleo), los alimentos fritos, asados a la brasa o a la parrilla, el alcohol, el café y los disolventes (formaldehído, tolueno y benceno) que se encuentran en los líquidos de limpieza, las pinturas y los barnices de los muebles.

La mayoría de los radicales libres del cuerpo son moléculas tóxicas de oxígeno. Es irónico que la molécula de oxígeno sea la mayor fuente del deterioro de los radicales libres de nuestro cuerpo; el oxígeno sostiene nuestras vidas en un sentido, pero en otro es responsable de gran parte de la destrucción y envejecimiento de las células de nuestro cuerpo.

Semejante a la formación del óxido (hierro oxidado), el oxígeno en su estado tóxico es capaz de oxidar moléculas de nuestro cuerpo (los compuestos que impiden este tipo de deterioro se llaman antioxidantes.)

Los radicales libres se han vinculado, además de con el envejecimiento, con una serie de enfermedades humanas como la aterosclerosis, el cáncer, la enfermedad de Alzheimer, las cataratas, la osteoartritis y la inmunodeficiencia.

A la luz de lo que hoy sabemos, por tanto, ¿se puede prolongar la duración de la vicia y hacerse más lento el proceso de envejecimiento? La respuesta es, definitivamente, sí.

Prolongación de la duración de la vida

Veamos unos consejos específicos para reducir el proceso de envejecimiento.

Restricción de calorías

Una forma constante y reproducible de aumentar la duración de la vida, insistimos, es una severa restricción de las calorías acompañada de la administración de nutrientes esenciales. De acuerdo con los estudios de población acumulados por las compañías de seguros y similares indican que las personas con sobrepeso (o excesivamente delgadas) tienen una menor duración de la vida.

Ejercicio

Los efectos del ejercicio en la longevidad pueden examinarse con mayor facilidad en los animales de laboratorio que en los seres humanos. Cuando se practica el ejercicio desde los primeros años de la vida, los animales viven muchos más años. Sin embargo, el ejercicio que se comienza mucho más avanzada la vida, no se ha descubierto que tenga efectos considerables en el aumento de la duración de la vida de esos animales.

El ejercicio es extremadamente importante en un estilo de vida sano, por una amplia variedad de razones, aparte de sus posibles efectos en el aumento de la duración de la vida. El ejercicio puede modificar (o, al menos, retardar) muchos fenómenos relacio-

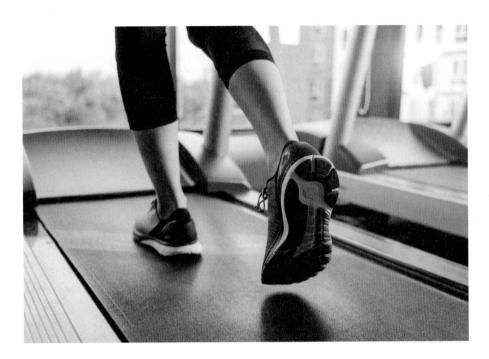

nados con la edad, como el aumento de pérdida de mineral en los huesos, la disminución de la inmunidad, el incremento de los niveles de colesterol y triglicéridos en el suero, y la disminución del rendimiento cardiovascular.

Antioxidantes

El cuerpo posee diversos enzimas que impiden el deterioro producido por tipos específicos de radicales libres; por ejemplo, el superóxido dismutasa (DSO) evita el deterioro causado por la molécula de oxígeno tóxico. La catalasa y la peroxidasa de glutatión son otras dos enzimas antioxidantes que se encuentran en el cuerpo humano. El nivel de enzimas antioxidantes, así como el nivel de antioxidantes dietéticos (como el beta-caroteno), determinan la duración de la vicia de los mamíferos. Los seres humanos vivimos más que chimpancés, gatos, perros y muchos otros mamíferos, porque tenemos una mayor cantidad de antioxidantes en nuestras células.

Las personas que toman un suplemento que contiene DSO no parecen aumentar los niveles de DSO en su sangre o tejidos, pero los niveles de enzimas sí se pueden aumentar tomando una serie de antioxidantes dietéticos. En un gran número de estudios realizados se ha demostrado que los **antioxidantes dietéticos** pueden aumentar, de forma definitiva, las expectativas vitales, a la vez que reducen el riesgo de enfermedades.

En resumen, los antioxidantes más importantes para la prolongación de la vida son, como hemos visto, **las vitaminas C y E, el selenio, el beta-caroteno, los flavonoides, los aminoácidos con contenido de azufre y la coenzirna Q10.** No es sorprendente que estos mismos nutrientes sean también de gran importancia en la prevención del cáncer, ya que el envejecimiento y el cáncer comparten muchos mecanismos comunes.

Recomendaciones
Sustituir el azúcar blanco
El azúcar blanco, refinado e industrial es un producto inerte, carente de vitaminas y sales minerales. Es sacarosa pura que precisa para su metabolismo vitaminas y minerales (como el calcio) que acapara («roba») de otras partes del organismo, donde sí son necesarias.

Es tal la cantidad de material publicado sobre los peligros del consumo de azúcar por parte de la prensa especializada sobre nutrición, que sorprende que las autoridades sanitarias no se hayan decidido a actuar de una forma más contundente.

Quizá podrían tomarse por excusa tres argumentos: 1. Porque produciría problemas de tipo económico. 2. Porque crearía problemas con gran parte de la población habituada a él, de forma que con el tiempo se ha convertido más en un producto de goce que en un producto alimenticio en si mismo, con lo que lo podríamos sumar a la lista de los conocidos: café, tabaco, alcohol, etc. 3. Porque los resultados de investigaciones experimentales que con él se han llevado a cabo han sido poco difundidas entre la población en general.

Vale la pena revisar de nuevo todos aquellos procesos de nuestra salud en donde interviene este tipo de azúcar de una forma nefasta (y, a efectos de la salud y longevidad, el azúcar moreno no es mucho mejor). El azúcar (no confundirlo con los carbohidratos o "azúcares") es nocivo para la salud.

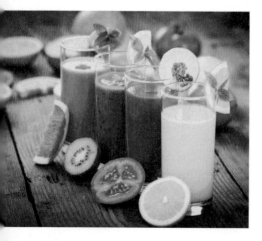

■ **Las vitaminas y el azúcar.** El azúcar como producto químicamente puro carece de cualquier tipo de vitaminas y minerales, por lo que acertadamente se ha definido la energía que de él se obtiene como de **calorías vacías.** El problema se agrava mucho más si tenemos en cuenta que para que pueda ser aprovechado por nuestro organismo necesita de la participación de vitaminas del grupo B: B1 (tiamina, aneurina), B2 (riboflavina), B7 (biotina), ácido nicotínico, etc. que las capta o roba de otros alimentos que las contengan o de depósitos orgánicos. La situación se agrava aún más si tenemos en cuenta que ya el aporte de estas vitaminas suele ser deficitario en sí en los alimentos que se consumen habitualmente.

Insistimos: es importante distinguir claramente qué entendemos o nombramos como **azúcar**, es decir: el producto cristalino, blanco, industrial, refinado y aislado químicamente a partir de los vegetales que lo contienen (caña de azúcar, remolacha, etc.) y llamado también sacarosa ($C12HO11$), de los **carbohidratos** o hidratos de carbono, nombrados genéricamente también "azúcares" por algunos autores, pero que, aunque sean parientes químicamente con el azúcar, sus propiedades no son iguales.

Es decir: el azúcar es un carbohidrato, pero no el único, si consideramos a todos los carbohidratos que hay repartidos en la naturaleza y a los que se considera como principales suministradores de energía para los procesos vitales orgánicos.

Conviene no caer en el error de pensar que nuestro cuerpo necesita carbohidratos (dadores de energía) y que por tanto, si el azúcar es uno de ellos, el azúcar es indispensable, como nos lo intenta presentar la industria azucarera. La acción fisiológica del azúcar, al verse privado de sustancias acompañantes (entre ellas vitaminas y minerales) no es la misma que la de los carbohidratos consumidos en su forma natural.

Otras recomendaciones

■ Un consumo elevado de vegetales y frutas es esencial para un programa de prolongación de la vida, debido al alto contenido de vitaminas, minerales, carotenos, flavonoides y fibras dietéticas de esos alimentos.

■ Además, para disminuir el riesgo de las enfermedades del corazón (aterosclerosis) se aumentará el consumo de fibras (en concreto, las que forman gel o las mucilaginosas: semillas de lino, salvado de avena, pectina, etc.), aceites vegetales prensados en frío y pescado, al mismo tiempo que se reduce el consumo de grasas saturadas, colesterol, azúcar y proteínas animales.

> ### SUPLEMENTOS ALIMENTICIOS RECOMENDABLES
>
> ■ *Amplio espectro de complejos vitamínicos y minerales*
> ■ *Beta-caroteno o carotenos mezclados: 200.000 UI*
> ■ *Vitamina C: 1-3 gramos diarios*
> ■ *Vitamina E: 600 UI*
> ■ *Selenio: 200 microgramos*
> ■ *Cisteína: 250 mg*
> ■ *Metionina: 250 m.*

¿Tiene sentido, tomar suplementos dietéticos?

Se está generalizando un modelo de alimentación industrializada con un menor aporte nutritivo en la comida. Por eso los complementos nutricionales y los suplementos dietéticos se valoran cada vez más. Los actuales suplementos dietéticos son cada vez más precisos para ofrecernos alguna solución a las carencias nutricionales, y resultan especialmente interesantes con el paso de los años. Si necesitamos un poco de ayuda nutritiva en determinadas etapas vitales, y especialmente en edad avanzada y durante la vejez, los suplementos dietéticos son un buena recurso para que el organismo recupere la salud o envejezca menos.

Hay cuatro grandes grupos de suplementos en forma de comprimidos, cápsulas, 'perlas' o similares: los **multinutrientes**, los **antioxidantes**, los **ácidos grasos esenciales** y los **probióticos**. Un claro ejemplo de suplemento dietético es la coenzima Q10, una sustancia muy útil para el organismo, que este deja de producir a partir de los 45-50 años de edad.

■ La **medicina ortomolecular** propone un uso de suplementos a grandes dosis, sobre todo de las vitaminas y ha contado con apasionados defensores, como el premio Nobel Linus Pauling, en relación a la vitamina C.

■ La **medicina sistémica** utiliza dosis también elevadas de un quinto grupo: las sustancias adaptógenas, como la equinácea (*Echinacea purpurea*), o el eleuterococo (*Eleutherococcus senticosus*) en la prevención y, sobre todo, el tratamiento, de todo tipo de enfermedades, incluso si son severas.

"Superalimentos"

La idea de tomar algunos alimentos «extra», que además resulten beneficiosos para disfrutar de una buena salud y larga vida está de moda. Es más, ha coincidido con la popularización de algunos alimentos muy interesantes, junto con la posibilidad de preparar, en cualquier momento y en cualquier lugar, toda clase de batidos, gracias a la fuerza expansiva de la deshidratación.

Es decir, que además de las «supersemillas», se ofrecen cada vez más ingredientes en polvo (solos o combinados), para preparar para batidos y bebidas junto a zumos o licuados de cereales. Y también en germinados.

Alguna de estas pequeñas súper semillas, como las de chía y de linaza, concentra el mayor nivel de ácido graso alfa-linolénico omega 3 de las especies vegetales comestibles. Vamos a repasar alguno de estos alimentos.

Chía

Las semillas de chía (*Salvia hispánica*) son ricas en **antioxidantes** y nutrientes como el calcio, manganeso y fósforo. Hoy se conocen como una excelente fuente vegetal de fibra y omega-3,

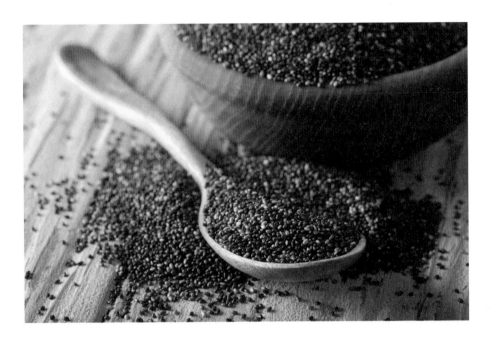

pero también como recurso para aumentar la energía y para mejorar la salud.

■ **En casa.** Podemos tomar semillas de chía en zumos y sopas, o simplemente en un vaso de agua; o bien molidas, lo cual es una ventaja respecto a otras semillas. También las podemos espolvorear en nuestras ensaladas, o añadir a la masa del pan, o germinarlas. La chía de mejor calidad es de color negro y blanco.

Como fuente natural de fibra, contribuyen a la **salud digestiva** regulando la función intestinal; absorben hasta diez veces su peso en agua, formando un gel voluminoso. Tampoco contienen gluten, por lo que pueden consumirlas personas celíacas.

■ **Proteicas.** Las semillas de chía también son una fuente excelente de **proteínas** para los vegetarianos. Son ricas en triptófano, un aminoácido que ayuda a regular el apetito, el sueño y mejorar el estado de ánimo.

■ **Diabetes, corazón y colesterol.** Las semillas de chía mejoran la salud del corazón, al reducir el colesterol, los triglicéridos y aumentar el colesterol bueno HDL.

■ Las semillas de chía también poseen el don de estabilizar el azúcar en sangre, lo que las convierte en muy interesantes para los **diabéticos**. En diabéticos del tipo 2 también disminuyen la presión arterial y la proteína C reactiva, que son una señal de inflamación.

Camu-Camu

El camu camu (*Myrciaria dubia*) es un arbusto de hasta 8 m. de alto de la Amazonía, que crece de forma silvestre cerca de los ríos y en los suelos aluviales inundados durante la época de lluvias. Se cultiva como frutal, apreciándose su fruto por el excepcional contenido en vitamina C (entre 16 y 114 veces más que la pulpa de naranja).

En América Latina es fácil encontrarlo en forma de helados, bebidas, refrescos y golosinas. La infusión de la corteza y el tallo de camu camu es un excelente remedio para la diabetes.

Cáñamo

Mucho más allá de los posibles efectos psicoactivos, las semillas de cáñamo (*Cannabis sativa*) son ¡muy saludables! Y nada tienen que ver con efectos alucinantes, porque se trata de un alimento muy **nutritivo**. Las semillas de cáñamo son una excelente **fuente de proteína**s, minerales y fibra dietética. Además, tienen una gran cantidad de aminoácidos.

■ Con las **semillas de cáñamo** se elabora leche de cáñamo que, al igual que otras leches vegetales, resulta muy saludable.

■ El polvo de **proteína de cáñamo** es hoy en día bastante fácil de encontrar en herbodietéticas. Está hecho de semillas y contiene 20 aminoácidos, de los cuales 8 son indispensables.

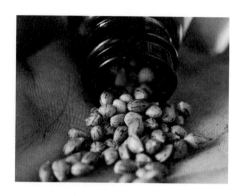

Ninguna otra planta tiene proteínas de tan fácil digestión ni una proporción tan perfecta entre los aceites esenciales. Además de reforzar el sistema inmunitario, las semillas de cáñamo aportan salud y vitalidad.

Maqui

Las bayas de maqui (*Aristotelia chilensis*) tienen aspecto parecido al arándano, de un color azul intenso, jugosas y brillantes. De la baya de maqui se obtiene un extracto de gran valor **antioxidante**. De hecho, es el fruto con mayor poder antioxidante que se conoce (índice ORAC), muy por encima de la uva, el goji o el açaí.

■ De los 4.000 polifenoles conocidos, solo un tipo es común a estos tres alimentos: las **delfinidinas**. La fuente más rica en delfinidinas es la baya del maqui. Su riqueza en polifenoles lo convierte en un potente agente **anti inflamatorio** y **anti envejecimiento**.

■ Entre las principales fuentes de **polifenoles** tenemos el resveratrol de la uva,

168

el chocolate negro sin azúcar y las bayas (arándanos, frambuesa, mirtilo…).

Maca

La maca andina (*Lepidium peruvianum*) es una planta maravillosa para mejorar el sistema inmunitario y la fertilidad: favorece el equilibrio hormonal en las mujeres y potencia la **actividad sexual** en los hombres.

■ En ensayos clínicos se ha demostrado que el extracto de maca puede aumentar el **deseo sexual** y mejorar la producción de espermatozoides, la motilidad del esperma y el volumen de semen, tiene efectos favorables sobre la energía y el **estado de ánimo**, y puede disminuir la ansiedad.

■ La raíz de maca tiene alto **valor nutritivo**, es rica en proteínas, carbohidratos, vitaminas y minerales. No tiene contraindicaciones. Aquí se vende en harina y en extractos (en forma de cápsula). El efecto es mayor cuando se ingiere de forma regular.

Té verde matcha

Para la salud, el té verde (*Camellia sinensis*) es un auténtico torrente de **antioxidantes** (un 3% de polifenoles), que ayudan a retrasar el envejecimiento y a fortalecer el equilibrio energético y las defensas del organismo. Sus hojas contienen minerales: selenio, calcio, cromo, magnesio, manganeso, hierro, zinc… y vitaminas: A, B2, B9, C y E.

■ **Colesterol**. Posee un sinfín de virtudes, entre ellas la de favorecer la eliminación del colesterol LDL (el malo) y en cambio puede aumentar el HDL (el colesterol bueno).

• **El té verde japonés.** El matcha es una variedad japonesa de té verde que tiene aún más beneficios para la salud. Por su sabor y su atractivo visual se ha convertido en un ingrediente más para cocinar, sobre todo en repostería, como es el caso de los bizcochos. Los beneficios para la salud de este té son superiores a los de cualquier otra clase de té verde, En valor nutricional y contenido de antioxidantes, un vaso de té matcha equivale a diez vasos de cualquier otra variedad de té verde.

■ Es muy rico en **polifenoles** (catequinas), antioxidante con un papel notable en la prevención múltiples enfermedades, incluso severas. Hoy se

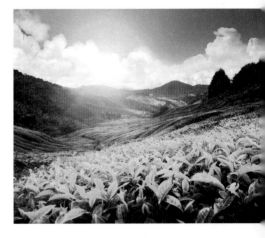

sabe que los polifenoles del té verde pueden potenciar la presencia en el cerebro de dopamina, sustancia clave para desarrollar estados de humor positivos.

■ Los **taninos** (galotanino), otro de los componentes de la planta de té verde, también se ha demostrado que ayudan al equilibrio natural del sistema nervioso. Y pueden ayudar a la reducción de las secuelas cerebrales, producto de una embolia, si bien de momento no se utiliza formalmente como tratamiento médico.

Lino

El lino o linaza (*Linum usitatissimum*) es ampliamente conocido en nuestro país. Hasta la llegada de los derivados del petróleo, su importancia en textiles, pintura, cosmética y medicina herbal estaba oculta, pero hoy sabemos que es una de las plantas con mayor cantidad de **ácidos grasos** Omega 3, Omega 6 y Omega 9 que se conocen, y su aceite es muy apreciado en recetas frescas, como las ensaladas, donde se sirve crudo.

Lúcuma

El lúcumo (*Pouteria lucuma*) es un árbol originario de los valles andinos del Perú y Ecuador, en donde se cultiva por su **fruto**, Durante la época prehispánica, la lúcuma era una de los ingredientes principales de la dieta de los aborígenes de los valles, junto con el maíz, las legumbres y la guaya-

ba, así como la quinua y kiwicha en las zonas más altas.

La lúcuma es muy rica en **antioxidantes** y su excelente e intenso sabor recuerda al jarabe de arce; se emplea cocida en toda clase de postres y repostería, sobre todo en Perú y en Chile. En forma de harina, muy dulce y nutritiva, concentra el hierro, betacaroteno y niacina de la fruta fresca.

Quinoa

La hoy cada vez más popular quinoa (palabra castellanizada del quechua "kinwa"), es un cultivo andino con al menos 3.000 años de historia, que los españoles catalogaron como alimento amerindio irrelevante y arrinconaron, aunque sobrevivió en las comunidades tradicionales de la cordillera. Hoy en día ya se cultiva de forma relevante en España y sus extraordinarias **propiedades nutritivas** son conocidas de todos. Además es un "casi cereal", apto para celíacos y para todo el mundo.

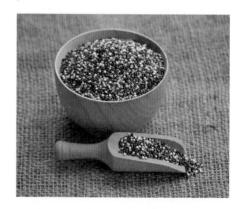

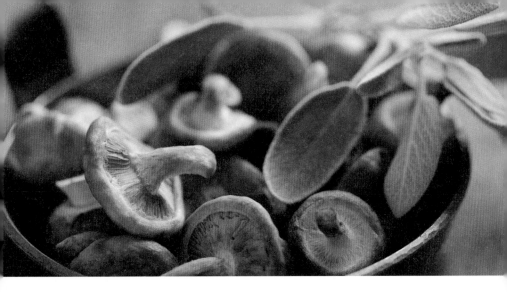

Las setas shiitake y el sistema inmunitario

Además de su suculento sabor, las setas shiitake y también las enoki (enokitake) contienen un potente activador del sistema inmunitario, el lentinan, un compuesto molecular que eleva el nivel de las células T protectoras del organismo.

Las setas maitake y reishi son también extremadamente bajas en calorías y grasas y su peculiar sabor es muy agradable. Todas ellas resultan muy interesantes como energía nutritiva que realza las defensas.

Superalimentos cotidianos

En las etiquetas de los suplementos dietéticos se nos advierte que «los complementos alimenticios no deben utilizarse como sustitutos de una dieta equilibrada y variada», y en todo caso vale la pena tener en cuenta que, en casa, en las buenas cocinas, podremos encontrar valiosísimos "superalimentos" con los que daremos forma a la base esencial que necesita nuestro organismo. Como por ejemplo...

■ Una gran mayoría de **verduras**, de entre las que destacan las anticancerígenas **crucíferas** (todas las coles, incluida la col china «kale», hoy tan de moda) y **alcachofas, calabaza, zanahorias**, el **ajo** y la **cebolla**.

■ Los **limones**, la **fruta fresca** y los **frutos rojos** (arándanos, frutas del bosque...); y los **frutos secos**, en especial las nueces.

■ El **sésamo** y el **tahín** o pasta de sésamo; las **legumbres**, el **aceite de oliva**, la **avena** y la mayoría de **cereales integrales** de la agricultura ecológica (espelta, arroz, avena, centeno, mijo, teff, kamut...).

■ Los suplementos naturistas clásicos, como la **levadura de cerveza**, el **germen de trigo**, el **polen de abeja** junto al **propóleo** y la **jalea real**.

■ **Lactobacilos** como los acidophilus, ahora fáciles de encontrar en forma de cápsulas. O endulzantes maravillosos para eliminar el azúcar blanco, como los siropes o la estevia.

GLOSARIO DE TÉRMINOS ÚTILES

■ **Ácidos grasos:** ácidos formados por átomos de carbono, hidrógeno y oxígeno. Los átomos de carbono constituyen la estructura de estas moléculas, que están unidos en cadenas largas y se clasifican de acuerdo con dos parámetros fundamentales: la longitud de la cadena de carbono y la presencia o ausencia de enlaces particulares, llamados enlaces dobles, entre las moléculas de carbono.
La presencia o ausencia de tales enlaces determina la existencia de grasas saturadas (sin dobles enlaces), monoinsaturadas (con dobles enlaces), monoinsaturados (con más de un doble enlace). Los poliinsaturados son generalmente de origen vegetal, mientras que las grasas saturadas son de origen animal.

■ **ADN:** el ácido desoxirribonucleico es la molécula de información genética por excelencia. Tiene una estructura de doble hélice compuesta por dos cadenas de pareadas. Cada nucleótido está compuesto por una molécula de desoxirribosa (un azúcar) y una base nitrogenada: la sucesión de nucleótidos pareados que se enfrentan entre sí por las cadenas opuestas forman una especie de escalera. El ADN, combinado con otras proteínas, forma una estructura compacta llamada cromosoma.

■ **Alfa-tocoferol:** nutriente vitamínico esencial para la vida humana, entre los principales compuestos llamados vitamina E.

■ **Antioxidantes:** moléculas capaces de contrarrestar la acción oxidante (ver oxidación) de los radicales libres.

■ **Antocianinas:** pigmentos vegetales, que pertenecen al grupo más grande de flavonoides, que van del azul al púrpura o al rojo vivo de hojas flores y frutos.

■ **Apoptosis:** muerte celular programada; es un tipo de "suicidio" realizado por células disfuncionales, que han terminado su función o están enfermas. Entre las diversas funciones que desempeña la apoptosis, una de las principales es el mecanismo de defensa mediante el cual el cuerpo elimina "células problemáticas" que son potencialmente dañinas para los tejidos y órganos.

■ **Betaendorfina:** compuestos orgánicos producidos por el cerebro, dotados de propiedades calmantes para el dolor.

■ **Biogerontología:** rama de los estudios interdisciplinarios que investiga los aspectos fisiológicos, psicológicos y sociales relacionados con el proceso del envejecimiento humano.

■ **Células mieloides:** células inmaduras que se encuentran en la médula ósea, capaces de modificarse y transformarse de acuerdo con los impulsos que reciben.

■ **Células tumorales:** células que proliferan de manera incontrolada debido a alteraciones de los genes, que pueden ser hereditarias o causadas por factores externos.

■ **Célula madre:** célula primitiva no diferenciada, capaz de especializarse a través de un proceso llamado "diferenciación celular" y convertirse en diferentes tipos de células. La investigación médica ha sido objeto de numerosos estudios, con la esperanza de que algún día pueda reemplazar y reparar los órganos y tejidos enfermos.

■ **Células madre embrionarias:** células indiferenciadas del embrión que tienen la capacidad de producir, dividiéndose, cualquier otro tipo de célula.

■ **Citoplasma:** material que constituye la masa gelatinosa de la célula y contiene los diferentes orgánulos responsables de sus actividades. Hay azúcares disueltos, proteínas, sales minerales y otras sustancias.

■ **Colesterol:** molécula orgánica, que pertenece a la familia de las grasas animales, que realiza diversas funciones biológicas en las células con fines metabólicos y estructurales.

■ **Creb1:** molécula que regula funciones cerebrales importantes como la memoria y el aprendizaje. Los experimentos realizados en ratones han demostrado que su función aumenta considerablemente al reducir la ingesta de calorías.

■ **Cromosoma:** unidad estructural en la que el ADN, asociado con proteínas específicas, se organiza dentro de las células.

■ **Diabetes tipo 2:** es una forma de *diabetes mellitus*, una enfermedad que consiste en la incapacidad del organismo para mantener la tasa de glucosa en la sangre por debajo de cierto valor. La diabetes tipo 2 es la forma más común y tiene un componente genético mayor que el tipo 1. Además, si en la diabetes tipo 1 el páncreas no puede producir insulina, en la diabetes tipo 2 se produce, pero el cuerpo no es capaz de usarlo.

■ **Dopamina:** un neurotransmisor involucrado en una larga serie de procesos cerebrales. La secreción (o no secreción) de dopamina por determinadas neuronas juega un papel clave en los mecanismos de aprendizaje, movimiento voluntario, satisfacción, gratificación sexual, estado de ánimo y sueño.

■ **Enzima:** sustancia de naturaleza proteica capaz de acelerar procesos metabólicos.

■ **Epigenética:** rama de la genética que estudia las modificaciones hereditarias que cambian la expresión genética incluso en ausencia de cambios en la secuencia del ADN.

■ **Epigenoma:** conjunto de características epigenéticas que posee un organismo.

■ **Factor de crecimiento:** proteína capaz de estimular la proliferación celular o la diferenciación celular. Junto con las hormonas y los neurotransmisores desempeñan una importante función en la comunicación intercelular.

■ **Factores de transcripción:** proteínas capaces de garantizar que la información contenida en los genes como secuencias de ADN se convierta en productos a través de reacciones bioquímicas complejas.

■ **Fenotipo:** conjunto de características morfológicas y funcionales de un organismo determinadas por la interacción entre su constitución genética y el medio ambiente.

■ **Fitoestrógenos:** moléculas contenidas en diferentes especies de plantas (especialmente en la soja) semejantes, por su acción, a las hormonas humanas del estrógeno.

■ **Fitonutrientes:** químicos naturales contenidos en alimentos de origen vegetal, con funciones antioxidantes y protectoras.

■ **Flavonoides:** moléculas vegetales de la familia de los fenoles, ampliamente difundidas en las plantas. Incluyen diferentes pigmentos, incluyendo antocianinas.

■ **Gen:** la unidad básica de información hereditaria. El conjunto de genes constituye el patrimonio genético de cada ser vivo, que es el complejo de información necesario para el desarrollo y la vida de los organismos.

■ **Genética:** rama de la biología que estudia todos los fenómenos y todos los problemas relacionados con el linaje y trata de determinar las reglas de transmisión de los rasgos hereditarios, de la variabilidad y evolución de los seres vivos, tanto animales como plantas.

■ **Genoma:** el complejo de material genético que puede ser heredado por un individuo, formado por los dos genes y, para el 95%, del ADN no codificado, que no está definido para la traducción en proteínas.

■ **Hiperuricemia:** término utilizado para indicar un nivel excesivo de ácido úrico en la sangre, como consecuencia del aumento de la producción o de una reducida eliminación renal.

■ **Hipotálamo:** estructura del sistema nervioso central ubicado en el área interna de los dos hemisferios cerebrales, en la base del cráneo. Ejercita funciones de control del sistema nervioso autónomo y endocrino.

■ **IGF-1:** es el factor de crecimiento de la insulina del tipo 1, una hormona, esencialmente producida por el hígado, capaz de estimular la diferenciación y el crecimiento de las células. Es esencial en la fase de crecimiento porque estimula el desarrollo de los huesos y cartílagos.

■ **11-1-Ra:** receptor de una proteína que pertenece al grupo de interleucinas, moléculas producidas por diversos tipos de células del sistema inmunitario implicado en los mecanismos inflamatorios.

■ **Inmunosupresor:** medicamento o sustancia cuya acción es capaz de reducir la respuesta inmune.

■ **Inflamación:** la primera respuesta de defensa del organismo cuando es atacado por agentes bacterianos o virales.

■ **Inmunosupresor:** medicamento o sustancia cuya acción es capaz de reducir la respuesta inmune.

■ **Luteína:** carotenoide con marcadas propiedades antioxidantes.

■ **Mediadores inflamatorios:** moléculas generadas en un caldo de cultivo inflamatorio capaces de modular el proceso.

■ **Metabolitos:** cualquier molécula utilizada, capaz o producida durante el metabolismo.

■ **Micronutrientes:** nutrientes esenciales para la fisiología y el metabolismo.

■ **Mitocondrias:** orgánulos, generalmente en forma de barras, contenidos dentro de la célula. Verdaderas "centrales energéticas" que producen la energía necesaria para muchas funciones celulares, como el movimiento y el transporte de sustancias.

■ **mTOR:** La diana de rapamicina en células de mamífero (Mammalian target of rapamycin) es una enzima que regula el crecimiento, la síntesis de proteínas, la transcripción, la proliferación, la mortalidad y la supervivencia celular.

■ **Nanotubos de carbono:** estructura del átomo de carbono, que en condiciones particulares tiende a enrollarse sobre sí misma asumiendo la forma típica cilíndrica. Gracias a la excelente conductividad y capacidades eléctricas, están siendo estudiados para la realización de chips de rendimiento cada vez más pequeños y más rápidos.

■ **Neoplasia:** término sinónimo de tumor cáncer. Describe una clase de enfermedades caracterizadas por la reproducción celular anormal e incontrolada.

■ **Neurotransmisores:** las sustancias que a través de la sinapsis transmiten información entre las células que componen el sistema nervioso.

■ **NF-kB:** complejo de proteínas que se puede encontrar en todos los tipos de células. Juega un papel principal en la regulación de la respuesta inmune, la inflamación, la proliferación celular y el cáncer.

■ **Noradrenalina:** neurotransmisor involucrado en el control de la atención y de las reacciones. Provoca la respuesta de "ataque o huida" al activar el sistema nervioso simpático para aumentar la frecuencia cardíaca, liberar energía en forma de glucosa y aumentar el tono muscular.

■ **Nrf2:** proteína reguladora de las principales respuestas de protección celular.

■ **Núcleo dorsomedial y lateral:** áreas del hipotálamo donde residirían los centros más importantes para la senescencia.

■ **Nutracéuticos:** sustancias alimenticias con probadas propiedades beneficiosas y protectoras de la salud. El vocablo tuvo momentos de popularidad, sobre todo en EE.UU., hace algunos años. En la actualidad las empresas de farmacia y alimentación más importantes del mundo buscan todo tipo de nuevos alimentos funcionales y complementos dietéticos.

■ **Omega-3:** familia de grasas esenciales, fundamentales para el organismo. Están especialmente presentes en el pescado azul y tienen un efecto protector, sobre todo en el sistema cardiovascular.

■ **Omega-6:** familia de ácidos grasos que coexiste con omega-3; un exceso del primero inhibe la acción beneficiosa del segundo.

■ **Oxidación / Estrés oxidativo:** proceso químico que ocurre cuando un elemento pierde electrones. Conduce a la degradación de las moléculas orgánicas acelerando el envejecimiento celular y es promovido, por ejemplo, por los radicales libres.

■ **Peroxidación lipídica:** reacción química de oxidación que, debido a los radicales libres, es capaz de dañar las estructuras biológicas. Este fenómeno es el resultado de numerosos procesos fisiopatológicos (envejecimiento, isquemia, inflamación aguda y crónica) en los que los radicales de oxígeno están directa o directamente involucrados.

■ **Probióticos:** microorganismos vivos administrados con el propósito de enriquecer la flora intestinal. Un ejemplo típico son los fermentos lácticos.

■ **Quinasa:** enzima presentes en todos los organismos vivos que regula la mayoría de los procesos celulares, sobre todo aquellos involucrados en la traducción de la señal, es decir, la transmisión de una señal específica dentro de la célula. Se ha encontrado una actividad alterada de estas enzimas en varios tipos de tumores. Por esta razón, se utilizan para el desarrollo de fármacos contra el cáncer.

■ **Radicales libres:** productos de desecho del uso del oxígeno en la respiración celular. Si están presentes en exceso, pueden ser dañinos para el cuerpo al acelerar, por ejemplo, el envejecimiento de los tejidos.

■ **Rapamicina:** medicamento inmunosupresor que se usa para prevenir el rechazo de órganos durante el trasplante.

■ **Resistencia a la insulina:** una condición de baja sensibilidad celular a la acción de la insulina, que por lo tanto no cumple su función de regular el azúcar en la sangre, o incluso el nivel de concentración de glucosa en la sangre. Así ocurre la diabetes tipo 2.

■ **Serotonina:** neurotransmisor involucrado en la regulación del estado de ánimo.

■ **Sirtuinas:** un grupo de proteínas importantes en la regulación del metabolismo. Tienen implicaciones en algunos fenómenos, incluidos los que influyen en el envejecimiento, la resistencia al estrés y la eficiencia energética en condiciones de baja ingesta calórica.

■ **Sirt1:** enzima involucrada en la regulación celular en respuesta a factores como el estrés y en la determinación de la longevidad.

■ **Sulfato de glucosamina:** Sustancia química presente en el organismo humano, en forma de líquido que rodea las articulaciones, y que está presente también en la naturaleza (en la concha de crustáceos, por ejemplo). El resultado es un complemento alimenticio ampliamente utilizado para la terapia de la artritis.

■ **Telomerasa:** enzima capaz de "alargar" los telómeros, regenerándolos al final de cada duplicación cromosómica.

■ **Telómeros:** parte terminal de los cromosomas que tiene la función de protegerlos ante eventos que puedan hacerlos frágiles y causar inestabilidad.

■ **Terpenoides:** fitoquímicos que tienen efectos protectores contra la degeneración relacionada con la edad.

■ **Triglicéridos:** amplia familia de grasas elaboradas a partir de una molécula de glicerol a la que se unen tres cadenas de ácidos grasos. Son las grasas más representadas en el tejido adiposo.

Bibliografía

Alfaro, Txumari, *Cuidados naturales para la edad de oro.* Ed. B.

Anderson, Bob. *Cómo rejuvenecer el cuerpo estirándose.* Ed. Integral RBA.

Chazin, Sergio Mario. *Yoga y personas mayores.* Ed. CCS.

Chia, Mantak. *Chi Kung para la salud y vitalidad femenina.* Ed. Obelisco.

Dyer, Wayne. *Tus zonas erróneas.* Ed. Grijalbo.

Giorgi, G. y otros. *Gimnasia para gente mayor.* Ed. Océano.

Hernández Ramos, Felipe. *Antienvejecimiento: La auténtica terapia antiaging con nutrición ortomolecular.* Ed. Integral RBA.

Herp, Blanca. *Yoga energético.* Ed. Robin Book.

Herp, Blanca. *Superfoods.* Ed. Robin Book.

Kabat-Zinn, Jon. *Mindfulness para principiantes.* Ed. Kairós.

Kundtz, David. *Vivir con serenidad.* Ed. Oniro.

Longo, Valter. *La dieta de la longevidad.* Ed. Grijalbo.

Möhring, Wolfang. *El libro práctico de las tisanas.* Ed. Robin Book.

Morris, Virginia. *How to care for aging parents.* Ed. Workman.

Reed, Emma. *Cuida tu Chi.* Ed. Océano.

Reid, Daniel. *Los tres tesoros de la salud.* Ed. Urano.

Reid, Daniel. *El Tao de la salud, el sexo y la larga vida.* Ed. Urano.

Rimpoché, Sogyal. *El libro tibetano de la vida y de la muerte.* Ed. Urano.

Sandford, Dra. Christine E. *El sexo placentero en la madurez.* Ed. Plural.

Takahashi, Junko. *El método japonés para vivir 100 años.* Ed. Planeta.

Vv.Aa. *Los mandalas y nuestra gente mayor.* Ed Mtm.

Wolfe, David. *El libro de la longevidad.* Ed. Gaia.

Wong Kiew Kit. *Chi Kung para la salud y vitalidad.* Ed. Urano.

Otros títulos de la colección:

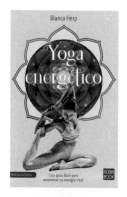
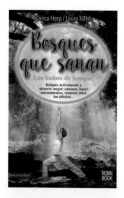
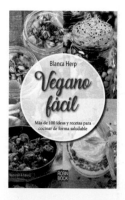